O PROCESSO DA POLARIDADE

A ENERGIA COMO ARTE DE CURA

Franklyn Sills

O PROCESSO DA POLARIDADE

A ENERGIA COMO ARTE DE CURA

Tradução
PAULO CESAR DE OLIVEIRA

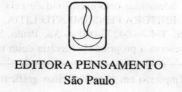

EDITORA PENSAMENTO
São Paulo

Título do original:
*The Polarity Process
Energy as a Healing Art*

Copyright © 1989 by Franklyn Sills.
Publicado pela primeira vez na Grã-Bretanha em 1989
por Element Books Ltd.

Franklyn Sills é o deão do *Polarity Therapy Educational Trust*
e co-diretor do *Karuna*, um centro de treinamento em saúde
e terapia holística situado perto de Devon, Inglaterra.

Edição
1-2-3-4-5-6-7-8-9

Ano
97-98-99

Direitos de tradução para a língua portuguesa
adquiridos com exclusividade pela
EDITORA PENSAMENTO LTDA.
Rua Dr. Mário Vicente, 374 — 04270-000 — São Paulo, SP — Fone: 272-1399
que se reserva a propriedade literária desta tradução.

Impresso em nossas oficinas gráficas.

Sumário

Ilustrações 6
Agradecimentos 9
Prólogo: Ponto de Partida 11
1. A Conexão Macrocósmica 15
2. Anatomia Sem-Fio: O Reflexo Microcósmico 35
3. Pulsações, Campos e Transições 49
4. Os Cinco Elementos: A Mente em Manifestação 60
5. O Movimento Rumo à Saúde 95
6. A Saúde e os Elementos 109
7. Energia e Forma 143
8. Alimentos, Exercício e Harmonia 162
9. Conclusões e Considerações Finais 177

Apêndice: Guia para o Estudo dos Escritos do Dr. Stone sobre a Terapia da Polaridade 185

Ilustrações

Fig.
1.1 O esquema taoísta da manifestação 20
1.2 O Tao e a forma 21
1.3 O esquema Ayurvédico da manifestação 23
1.4 A evolução e a involução da energia 25
1.5 O Princípio da Polaridade 26
1.6 O movimento de energia por pulsação 26
1.7 O conceito hologramático da atividade macrocósmica da energia em sua fase involutiva 27
1.8 O mecanismo do holograma 28
1.9 A visão de mundo de Bohm 30
1.10 Os mundos explícito e implícito 31
1.11 Heteronomia e holonomia 31
1.12 A forma "toro" 33
1.13 Corte transversal da "Rosca Cósmica" 33
1.14 Taoísmo dentro da "Rosca Cósmica" 34

2.1 A "Bolha Cósmica" 36
2.2 O Processo da descida 38
2.3 Impulsão e contração 38
2.4 Um corte transversal da "Bolha Cósmica" 39
2.5 A energia é revelada no Centro da Testa e se manifesta na forma física 41
2.6 As três correntes: pingala, ida e sushumna 42
2.7 Os centros do corpo 43
2.8 Os Padrões de Energia do Âmago 45
2.9 As Três Correntes 48

3.1 A energia pulsa nas fases de expansão e contração 50
3.2 Polaridades gerais do corpo 51
3.3 Diagrama de Zonas de Polaridade 52
3.4 Os Campos Ovais 53
3.5 Campos e transições 57
3.6 Os cinco campos motores estabelecidos pelos padrões de gravidade e pelos padrões dos músculos e da fáscia 58

4.1 A Configuração dos Cinco Elementos 61
4.2 Dinâmica básica de energia 63
4.3 O Diagrama Fetal 65
4.4 Chakras e Elementos 67
4.5 Relacionamentos do Éter 69
4.6 Centros e Tríades 74
4.7 Categorias de alimentos e os Elementos 75
4.8 A tríade do Ar 76
4.9 Relacionamentos da Tríade do Ar 78
4.10 A Tríade do Fogo 80
4.11 Relacionamentos da Tríade do Fogo 82
4.12 Padrões de energia do Fogo 84
4.13 Fases de Energia 86
4.13a A Tríade da Água 86
4.14 Relacionamentos da Tríade da Água 89
4.15 Diagrama das Zonas de Polaridade 90
4.16 A Tríade da Terra 91
4.17 Relacionamentos da Tríade da Terra 93

5.1 Completamento da energia 97
5.2 O caminho da doença 101
5.3 Involução-evolução no processo patológico 108

6.1 Leitura geral do corpo 112
6.2 Tipos de Compleição 114
6.3 Diagrama das Zonas de Polaridade 119
6.4 O tratamento dos relacionamentos do Éter 121
6.5 Os três tipos de toque 122
6.6 Relacionamentos anteriores do tratamento do Ar 124
6.7 Relacionamentos posteriores do tratamento do Ar 125
6.8 Relacionamentos gerais da Tríade do Fogo 128
6.9 Relacionamentos do tratamento do princípio do Fogo 129
6.10 Relacionamentos do tratamento da corrente espiral 130
6.11 Relacionamentos anteriores do tratamento da Água 132
6.12 Relacionamentos posteriores do tratamento da Água 133
6.13 Principais relacionamentos perineais 134
6.14 Padrões da Estrela de Cinco Pontas 135
6.15 Contração da Estrela de Cinco Pontas 137
6.16 Tratamento dos relacionamentos do padrão Terra 140

7.1 Os Três Sopros da Vida 144
7.2 Os "Triângulos Entrelaçados" 149
7.3 Áreas de contato parassimpático 151
7.4 Áreas de contato simpático 152

7

7.5	Preensão craniana 154	
7.6	Relacionamentos do sistema nervoso central 155	
7.7	O princípio básico sacral 157	
7.8	Harmônico espinal 159	
7.9	Linhas de polaridade e gravidade no corpo perfeito 161	
8.1	Quadro de Alimentação 166/167	
8.2	Polaridade básica na posição agachada 170	
8.3	Algumas variações da postura de cócoras 170	
8.4	Variações sobre a pirâmide 171	
8.5	Ha! do agachamento 173	
8.6	Ha! do lenhador 175	
8.7	Posição sentada neutra 176	
9.1	O espectro da consciência 178	
9.2	As camadas do "espectro" 180	

Tabela 4.1 — Quadro sinótico: inter-relações dos cinco Elementos 72
Tabela 4.2 — Quadro sinótico: cinco Elementos 73

Agradecimentos

Ao Dr. Stone, grande pioneiro e curador.

Ao Dr. Jim Said, cuja mente dinâmica ajudou-me a desvendar muitos dos princípios da polaridade.

A Cindy Rawlinson, cujos conhecimentos e clara compreensão dos elementos têm sido uma fonte de inspiração.

A Pierre Pannetier, cuja ênfase na bondade e no amor criou uma sincera conexão com as atividades ligadas à polaridade.

E, por fim, à minha esposa e família, que suportaram durante quatro anos as minhas tentativas de pôr no papel idéias mutáveis num formato que estava sempre se modificando.

Prólogo: Ponto de Partida

A vida é uma canção e tem o seu próprio ritmo e harmonia. Ela é uma sinfonia de todas as coisas que existem nos tons maiores e menores da *Polaridade*, fundindo os opostos numa harmonia que une o todo numa grande sinfonia de vida. Estamos aqui nesta vida com o propósito de aprender com as nossas experiências, apreciar a sinfonia e as lições da vida e de nos fundirmos com o todo.*

Resolvi escrever este prólogo depois que o primeiro rascunho deste livro já estava terminado. Lendo o rascunho, ele pareceu quase uma coisa alheia a mim e, no entanto, havia-me custado mais de quatro anos de trabalho — nos quais escrevi, reescrevi, cortei, decepcionei-me, irritei-me e, finalmente, senti-me aliviado.

No início, não pretendia escrever um livro sobre polaridade: um editor me procurou e me disse que havia a necessidade de uma obra introdutória mais aprofundada sobre a teoria e a prática da terapia da polaridade. Eu concordei e, então, ele me pediu que a escrevesse. Daí em diante começou o que, para mim, tem sido um verdadeiro processo de parto.

Passei por tantas mudanças nestes quatro anos, tanto pessoais como profissionais, que me pareceu necessário não apenas acrescentar novas seções ao livro, como também modificar outras. Aquilo que sobrou parece ser um reflexo dos meus vários estágios de compreensão, percepção e lucidez ao longo destes quatro anos, período que se seguiu a doze anos de atividade como terapeuta e professor. Todavia, foi durante estes últimos quatro anos que ocorreram grandes mudanças na minha percepção do mundo e do meu trabalho. Por isso, as diversas sessões do livro refletem o meu entendimento nos vários estágios desse período.

Não foi fácil para mim escrever este livro. Quem deveria ser o seu público-alvo? Qual é o seu propósito? A primeira necessidade que percebi foi a de uma introdução aprofundada aos conceitos e à visão de mundo da Terapia da Polaridade. A maioria dos livros atualmente disponíveis é basicamente de livros técnicos que apresentam receitas sobre como fazer as coisas. Eles lhe dizem para fazer isso e aquilo, ligar-se aqui e ali, mas não explicam o porquê disso. Sobre quais

---

* Esta citação e aquelas apresentadas no início dos capítulos foram extraídas dos escritos do Dr. Stone.

relacionamentos você está atuando? Quais padrões você está percebendo num cliente? Quais são as dinâmicas desses padrões em seus relacionamentos mental, emocional e físico?

A terapia da Polaridade responde a essas perguntas de uma maneira extraordinariamente profunda e concisa. O Dr. Stone, criador da Terapia da Polaridade, teve uma profunda revelação da dinâmica do processo vital. Espero poder explicar neste livro o funcionamento de alguns aspectos dessa dinâmica, e ajudar o leitor a perceber a amplitude e a profundidade da utilização dos conhecimentos relativos à polaridade.

A Terapia da Polaridade iniciou-se com as pesquisas, descobertas e aplicações práticas do Dr. Randolph Stone, D.O., D.C., N.D., mas suas raízes remontam a milhares de anos, e as origens do seu conhecimento perderam-se na poeira do tempo.

O Dr. Stone nasceu na Áustria e emigrou para os Estados Unidos ainda criança. Consta que ele aprendeu inglês com a Bíblia — e isso evidencia-se na forma e no ritmo dos seus últimos escritos sobre a terapia da polaridade. Ele começou a interessar-se pelas artes curativas ainda jovem e acabou diplomando-se em osteopatia, quiroprática e terapias naturais. Achava que o homem havia recebido todos os meios de cura necessários, bastando que os estimulasse e permitisse o seu funcionamento natural. A cura natural veio a se transformar em algo que ele pesquisou e praticou ao longo de sua vida. Para ele, isso era mais do que medicina: tratava-se de uma arte curativa e, num nível mais profundo, de uma busca espiritual.

O Dr. Stone pesquisou e desenvolveu sua prática terapêutica numa época fascinante, caracterizada por uma intensa investigação das origens dos processos patológicos, feita por alguns poucos pesquisadores de vanguarda. O que eles tinham em comum não era o interesse pela fisiologia ou patologia, mas sim uma intensa investigação da matriz energética subjacente àquilo que percebemos como a forma física. Nesse contexto, o Dr. Stone acreditava que a vida não podia ser explicada apenas pela química e biofísica, e que a cura era mais do que a eliminação dos sintomas. A saúde, acreditava ele, baseia-se na nossa sintonização com as verdades mais profundas e num modo de vida que expresse essas verdades. Cabe ao terapeuta atuar como um facilitador — e estimular esse processo de harmonização, o que, por sua vez, significa que o terapeuta também deve estar se esforçando para conquistar essa mesma meta.

No início de sua carreira, o Dr. Stone reconheceu que uma compreensão exclusivamente mecanicista dos processos biológicos não proporcionava resultados duradouros. Ele descobriu que a manipulação estrutural, os programas internos de purificação e as alterações na dieta, conquanto fossem instrumentos poderosos, não produziam por si próprios mudanças duradouras. Ele percebeu que estava faltando algum ingrediente, alguma percepção profunda da qual tanto os alopatas quanto os terapeutas naturais não tinham consciência. Essa percepção fez com que o Dr. Stone iniciasse sua busca pela chave da saúde e do bem-estar. Assim sendo, voltou-se para o Oriente Próximo e estudou suas tradições médicas e espirituais. Em seguida, concentrou sua atenção no Extremo Oriente e estudou as tradições indiana e chinesa. Viajou muito e ficou particularmente impressionado com os conceitos médicos ayurvédicos e com a filosofia iogue da Índia. Em seus estudos e atividades práticas, o Dr. Stone descobriu aquilo que, para ele, era o elo perdido, a verdade fundamental que, de fato, fazia a conexão entre as filosofias oriental e ocidental. Esse elo, para nos expressarmos com simplicidade, é a energia. Ele percebeu que toda vida é movimento e que o movimento é uma manifestação da energia ou força vital.

Embora o conceito de fluxo de energia ou força vital não seja estranho ao Ocidente, ele não tem sido ativamente seguido de perto pelas ciências médicas. Nas tradições orientais, esses conceitos não apenas foram ativamente perseguidos como também representam o próprio alicerce de seus sistemas médicos. Com essa idéia, o conceito de energia vital, com seus campos e correntes, tornou-se a base do sistema de cura do Dr. Stone. À medida que seus estudos se desenvolveram, quatro aspectos inter-relacionados tornaram-se claros, a saber: um sistema de toque terapêutico; dietas voltadas para a purificação e a promoção da saúde; exercícios especiais de "polaridade"; e a criação de uma atitude e de um estilo de vida positivos.

O sistema de toque terapêutico desenvolvido pelo Dr. Stone utiliza sua compreensão da anatomia, tanto da energia física como da energia "sutil". As energias são trabalhadas nas diversas fases de uma manifestação. Ele baseou o seu método nos conceitos ayurvédicos e iogues dos centros de energia, tradicionalmente chamados de "chakras", e nos campos e correntes pulsantes que fluem através deles. Chamou a isso de "Anatomia Sem-fio do Homem", porque as energias sutis não fluem em canais ou ao longo de fibras nervosas, mas deslocam-se em ondas de expansão e contração, em padrões inter-relacionados e harmônicos.

O Dr. Stone certa vez disse que as nossas mãos são as nossas maiores ferramentas e que, se usadas com conhecimento, percepção e intuição, podem ser um dos grandes auxiliares da cura. O seu sistema de toque e manipulação terapêuticos atua nas três fases de manifestação de energia no corpo. A fase mais sutil é a dos chakras e de seus campos de energia. Esses relacionamentos tradicionalmente são descritos como cinco padrões inter-relacionados conhecidos como os "Cinco Elementos". Os cinco elementos são nomes atribuídos às qualidades e padrões de energia que se manifestam a partir de cada chakra. O Dr. Stone desenvolveu técnicas de diagnóstico e tratamento que desbloqueiam o seu fluxo e equilibram os seus relacionamentos. Também trabalhou com essas energias quando elas descem para o sistema nervoso e desenvolveu técnicas que afetam suas três fases: o sistema nervoso parassimpático, o sistema nervoso simpático e o sistema nervoso central. A última fase em que trabalhou é a própria forma física. O corpo físico, segundo ele, é uma expressão da energia sutil, e desequilíbrios nessa energia refletem-se nos relacionamentos entre os músculos, os ossos, as cartilagens e os órgãos do corpo. Levando isso em conta, descobriu técnicas suaves que equilibram a estrutura corporal. O último fator de reequilíbrio a ser trabalhado é a estrutura músculo-esquelética. Ele criou um abrangente sistema de trabalho corporal que atua sobre essas três fases principais da manifestação da energia no corpo.

As dietas de purificação e de promoção da saúde empregadas pelo Dr. Stone foram desenvolvidas a partir de sua formação naturopática. Essas dietas foram explicadas como processos graduais que ajudam a remover os "detritos" e toxinas que se acumularam em nossos tecidos, devido a um modo de vida e a uma dieta inadequados. O desenvolvimento de uma dieta e de um modo de vida saudáveis ajuda a manter o equilíbrio da química interna.

O Dr. Stone também desenvolveu um singular sistema de exercícios de extensão e relaxamento — os "Exercícios de Polaridade" — que nos ajudam a desobstruir e a equilibrar as nossas energias e a manter o trabalho feito nas sessões de terapia. Eles giram em torno de posturas de agachamento e extensão que imitam a posição do feto no útero. O Dr. Stone achava que essas eram as posturas ideais para favorecer o livre fluxo de energia. Outros exercícios foram criados para ajudar a eliminar padrões emocionais profundamente entranhados através do uso de movimentos, sons e respiração.

Sobreposta a esses métodos havia uma compreensão do substrato emocional do processo patológico. O Dr. Stone compreendeu que os processos relacionados com os pensamentos e atitudes tinham de ser levados em conta. Ele era conhecido por suas severas preleções, com as quais tentava ajudar os pacientes a aceitar a responsabilidade pelo próprio bem-estar e a estimular uma atitude positiva. Ele tentava fazer os seus pacientes compreenderem que uma mente tranquila e atenta, livre das limitações do desejo ou da necessidade, era a chave para a verdadeira saúde.

O atrativo da terapia da polaridade está no seu caráter integral. Ela é um sistema de saúde verdadeiramente holístico que encara a doença como um processo e não como uma síndrome. É exigida uma participação ativa do paciente no processo de construção da própria saúde. O terapeuta é visto como um professor que ajuda o paciente a retornar a um modo de vida equilibrado.

As técnicas são planejadas para ajudar a equilibrar os desequilíbrios físicos e energéticos e a proporcionar aos pacientes instrumentos para ajudar a manter esse equilíbrio. O movimento de energia, através de suas fases elementares, pode proporcionar uma bela estrutura a ser utilizada também por outras modalidades, quando isso for apropriado. A medicina herbal, a osteopatia, a quiroprática, a homeopatia e a psicoterapia, por exemplo, podem ser facilmente utilizadas dentro da estrutura da polaridade. Mais do que qualquer outra coisa, seu atrativo é um modo de vida que conduz a uma melhor saúde, a um estado mental mais feliz ou a uma volta às nossas origens — uma reconexão com o nosso ponto de partida.

As páginas seguintes foram escritas na esperança de que a terapia da Polaridade possa ser apreciada por sua integralidade e por sua profunda percepção da condição humana.

CAPÍTULO UM

A Conexão Macrocósmica

> A Polaridade é a lei dos opostos nas suas mais sutis atrações entre um centro e outro. A unidade é a fusão dessas correntes numa essência. A criação produz opostos por meio da sua força centrífuga, como um borrifo original de manifestação fluindo até os limites do cosmo e de cada unidade padrão.

Este é um livro sobre processos. O mundo, tal como o vivenciamos, é um processo. Ele é um processo muito pessoal para cada um de nós, embora siga leis e ciclos universais. Este livro parte da premissa de que este processo de vida — ou de "tornar-se", como diriam os budistas — é um fluxo de energia. A palavra *energia* tem muitas conotações e, neste livro, iremos examinar a fundo esse conceito fundamental.

Visões de Mundo

Nós, do Ocidente, fizemos um excelente trabalho explorando nosso mundo material. Mapeamos a sua superfície, exploramos os seus recessos e fissuras, analisamos as partes que o constituem, desvendamos algumas de suas leis físicas, compartimentamos seus processos e ampliamos suas partes mais minúsculas. Na física atômica, chegamos até mesmo a romper o próprio átomo para estudar sua constituição e descobrir partículas ainda menores. Dividimos e subdividimos o mundo, compartimentando-o ainda mais. Nos últimos séculos, divinizamos aquilo que chamamos de ciência e chegamos à conclusão de que todas as coisas devem ser medidas segundo os seus padrões. O único problema com essa perspectiva é que esses padrões são criados por homens, estão sempre se modificando e, em última análise, não são dignos de confiança. Conquanto eles sejam pontos de observação úteis para a exploração do mundo, criam problemas quando são elevados à excelsa condição de Verdade Universal.

Em larga medida, temos baseado nossa ciência numa determinada visão de mundo. Essa maneira de ver as coisas começou no século XVII, com um matemático chamado Descartes, que via o universo como um mecanismo cuja ordem e funcionamento caracterizam-se pela perfeição. Tal como um relógio, cada parte tinha seu lugar e sua função. Ele via o homem de acordo com essa mesma ótica, como um mecanismo que funcionava com perfeição. A mente, acreditava ele, era uma entidade à parte, que não exercia nenhuma influência direta sobre o corpo. A alma era também uma entidade completamente separada, e cada parte funcionava em sua própria esfera. Assim, ele dividiu o homem em partes e considerou que cada uma dessas partes estava separada das outras. Seus pontos de vista influenciaram profundamente uma ciência em fase de formação. O corpo poderia ser visto como um processo completamente fechado, ordenado e mecânico. Os cientistas poderiam descobrir o mecanismo da técnica patológica e "consertar" o problema, como se ele fosse uma disfunção mecânica na estrutura e na fisiologia do corpo. Quanto mais coisas eles soubessem sobre a patologia, melhor poderiam curar as doenças investigadas.

Posteriormente, o físico Newton investigou as leis do universo e desenvolveu uma interpretação da lei natural que ficou conhecida como "física newtoniana". Na sua maneira de ver, a natureza de fato funcionava como um mecanismo e leis imutáveis regiam seus movimentos. Dessa forma, se uma bola de bilhar atingisse outra numa velocidade e num ângulo constantes, a velocidade e a direção dessa outra bola também seriam constantes e previsíveis. Toda uma série de leis físicas foi desenvolvida a partir dessa interpretação: leis da gravidade, da termodinâmica, do eletromagnetismo, das reações químicas, e assim por diante. Verificou-se que todas eram verdadeiras em nosso nível de conhecimento no mundo físico.

A medicina moderna e sua pesquisa científica têm se baseado nessa visão de mundo cartesiana e numa compreensão newtoniana da dinâmica material. Desde Einstein e Planck, porém, a física moderna vem descobrindo toda uma camada de realidade física que não segue essas leis e que não age de maneiras que poderiam ter sido explicadas pelo modelo Newtoniano. No plano da física atômica e subatômica, nesta camada de forma física sutil e dos relacionamentos energéticos, as leis físicas que os nossos sentidos podem detectar não têm validade. Essas leis são verdadeiras apenas numa "camada" da realidade. Na física moderna estamos descobrindo que existem muito mais coisas no mundo do que fomos ensinados a acreditar.

Nas culturas tradicionais, com destaque para o Oriente, há muito tempo predomina uma visão de mundo bastante diferente daquela de Descartes. No Ocidente nós compartimentamos e separamos a realidade nas partes que a constituem, ao passo que, no Oriente, essas partes são tradicionalmente vistas como expressões de um todo maior. A separação é vista como uma ilusão causada por nossa falta de entendimento e por uma percepção equivocada de nossa experiência. Os nossos modos de pensamento e conceituação tendem a criar separação onde ela, na verdade, não existe. Assim, separamos o nosso mundo em meu e dos outros, em nosso e deles, em bom e mau, em prazer e dor. Separamos as coisas e perdemos contato com a "totalidade" do seu desdobramento. Eles vêem a ordem natural não como um processo mecânico constituído de múltiplas partes, mas como um todo completo, inter-relacionado de forma dinâmica, do qual o homem é parte. A totalidade é refletida nos relacionamentos do mundo com o corpo. As estações, a vida e a morte. O movimento do planeta e das estrelas — todos participam desse todo e dele constituem aspectos inter-relacionados e interdependentes.

Veremos que esse mistério das inter-relações deve-se às profundas conexões energéticas que todos os processos compartilham. O movimento de energia na humanidade é um reflexo da energia do universo como um todo. Vamos começar nossa exploração com um exame no movimento universal de energia no cosmo e no mundo através de diversas lentes "coloridas". Cada filósofo e cada cultura têm a sua própria e singular maneira de interpretar esse movimento macrocósmico de energia. Cada expressão é útil como uma maneira de compreender o movimento de energia, desde as suas origens mais profundas até a sua forma mais explícita. Vamos primeiramente explorar o conceito geral de energia e, depois, estudar algumas das tradições e alguns dos filósofos que descreveram o seu movimento.

O Conceito de Energia

O Dr. Stone viu uma profunda ligação entre as maneiras de pensar no Ocidente e no Oriente. Essa ligação é o conceito e a realidade da energia e de seus fluxos.

A palavra "energia" tem muitas conotações. Ela pode significar tipos específicos de energia, como energia elétrica, raios X, luz ou energia atômica; ela pode também referir-se ao movimento das sutis pulsações que permeiam as estruturas materiais. São essas sutis pulsações que a tradição oriental utiliza no processo de cura. Independentemente do quanto a manifestação de energia seja grosseira ou sutil, ela deve seguir as mesmas leis básicas do movimento, que se comportam de forma diferente nas diferentes formas de energia que podemos perceber e experimentar.

As culturas tradicionais do Oriente acreditavam que, por baixo das forças físicas e mentais do mundo, há todo um domínio de relacionamentos e fluxos de energia mais sutis. Esse domínio está implícito dentro do domínio físico, que pode ser percebido mais facilmente. Acreditava-se que essas energias mais sutis deveriam estar em harmonia para que o domínio físico também estivesse em ordem. Tanto os desequilíbrios físicos como os mentais iniciam-se nesse domínio mais sutil. Acreditava-se também que esses desequilíbrios mais sutis manifestavam-se nas energias físicas mais densas da mente e da matéria. Esse processo baseia-se num fator principal, e esse fator é o movimento.

Para que qualquer energia se manifeste, para que qualquer forma exista, deve haver movimento. Foi nesse simples fato que o Dr. Stone baseou o seu sistema de cura. Ele percebeu que na maneira de pensar tradicional, especialmente na medicina chinesa e ayurvédica, a saúde era vista como um fluente e harmonioso *movimento* de energias nos níveis sutis. No Oriente, essas energias têm sido chamado de "Chi" ou de "prana". Chamaremos a isso de "energia vital" ou de "forças vitais". Todo tipo de vida baseia-se nesse movimento. Em outras palavras: "sem movimento, não há vida."

O Dr. Stone percebeu que esse movimento de energia baseia-se ou deve-se a

17

um relacionamento que define dois campos opostos Esse relacionamento é chamado de polaridade. Na medicina chinesa, esse relacionamento básico de polaridade é chamado de "Yin e Yang"; na filosofia ayurvédica, ele é chamado de "Gunas". Uma polaridade é um relacionamento que estabelece movimento. Esses relacionamentos são relativos: um pólo é relativamente mais alto ou mais forte do que o outro. Uma outra interpretação é que um pólo opõe-se diretamente a outro no relacionamento, e um movimento é estabelecido entre os dois devido a essa oposição. Essa tem sido uma lei básica que rege todo tipo de vida. O Dr. Stone chamou a isso de "Princípio da Polaridade".

No nosso mundo voltado para a ciência e a tecnologia, esse princípio é utilizado continuamente de maneiras muito práticas. Qualquer tipo de fluxo de energia, seja grosseiro ou sutil, desde a energia elétrica à fissão atômica, deve ser orientado por ele. Para que a eletricidade flua é preciso que se estabeleça um relacionamento de polaridade entre o potencial positivo e o negativo. O próprio átomo nada mais é do que energias positivas, neutras e negativas numa relação dinâmica. Essas polaridades é que permitem a existência do mundo — embora, infelizmente, possam ser usadas para fazê-lo em pedaços.

O processo da polaridade é uma expressão da própria vida, e a natureza dos ciclos de nossa vida é uma expressão dessa lei universal. Ao passarmos pelo nascimento, crescimento, velhice e morte, passamos também pelas polaridades básicas de nossa vida. Nossa concepção, nascimento e crescimento constituem uma fase expansiva, um jorro positivo de vida que o Dr. Stone, em seu livro *Energy*, chama de "um borrifo original de manifestação fluindo até os limites do cosmo e de cada unidade-padrão" (ou seja, de cada ser individual). Esse fluxo positivo é equilibrado por uma fase contrativa em que as energias invertem esse padrão, e, então, passamos pela meia-idade, velhice e morte. Esse é, num sentido mais profundo, um retorno às nossas origens, para que um novo ciclo expansivo possa começar. Em várias tradições existentes no mundo, a morte é vista como um novo começo.

O Dr. Stone percebeu que, para haver um fluxo de energia, deve haver uma fonte para esse fluxo. A eletricidade deve provir de uma usina geradora; se não houver usina geradora, não haverá nenhum movimento. Assim, se o coração deixa de bater, nenhum sinal vai fluir; se o cérebro morrer, nenhum impulso nervoso fluirá dele. O Dr. Stone voltou-se para as filosofias orientais para descobrir como essa idéia de origem era expressa. Ele estudou as tradições chinesas e ayurvédicas em busca de uma estrutura para investigar o domínio das origens. Essas duas tradições postulam um movimento de força vital, ou energia vital, que é uma expressão de um movimento de polaridade. Eles basearam a compreensão desse movimento e, na verdade, da própria vida, na pressuposição e na crença da existência de uma fonte neutra em sua origem.

Essa fonte neutra é mais do que uma mera fonte de energia; ela é a própria fonte da vida e de todo ser consciente. A vida é concebida como um movimento de energia consciente que passa por diversas fases à medida que se desloca dos campos mais sutis para a forma física mais densa. Portanto, considera-se que esse movimento da força vital está impregnado com a consciência ou a percepção que surge a partir dessa fonte.

A Tradição Taoísta

Na tradição chinesa, o ponto de partida é chamado de Tao ou Caminho. No *Tao Te Ching*,* de Lao Tsé, lemos:

> Há uma coisa que é invariavelmente perfeita.
> Antes que houvesse Céu e Terra, já estava ali,
> tão silenciosa e solitária.
> Ela continua sozinha e imutável.
> Corre em círculo e não se põe em risco.

A origem, chamada de "Tao" no sistema taoísta chinês, é a essência neutra de todo tipo de vida. Ela é imutável e, por conseguinte, destituída de relacionamentos de polaridade. Toda manifestação depende de mudança e, não obstante, a fonte de tudo é imutável. Também lemos que

> ... o Tao é impalpável, incomensurável.
> Incomensurável, impalpável.
> Dentro dele, porém, ocultam-se as formas.

Nele está o potencial latente de toda a criação. A partir dele surge toda a criação. Nele está o potencial para todas as formas de relacionamentos de polaridade e, assim, de todas as formas de existência. Há um antigo diagrama chinês, o "tai Chi T"u" (veja a Figura 1.1), que descreve o processo de energia desde a origem. Esse movimento vai se reduzindo em intensidade e qualidade e gera relacionamentos mais densos até que, por fim, o mundo físico é formado.

Na Figura 1.1 o círculo superior representa o Tao e seus aspectos duais de Wu Chi ou Não-Ser, e Tai Chi ou Ser. O Tao é a fonte de todas as coisas; é o começo que não teve origem. É o motor e o movimento; a fonte e o conteúdo. O Wu Chi é o potencial não-manifesto do Tao e o Tai Chi é o potencial manifesto, o "bloco não-esculpido". Numa explosão positiva de movimento de energia criativa, surge a polaridade. Esse processo rápido e abrupto é representado na próxima fileira e é chamado de yin e yang. Ele é semelhante à teoria do "Big Bang" da física moderna.

Assim, o universo decorre da "essência" primordial (o "bloco não-esculpido"), e a criação surge num enorme *bang* centrífugo positivo!

Yang é a fase de energia expansiva, positiva, que se projeta para fora. Yin é a fase contrativa, negativa, receptiva. Elas estabelecem um processo, do qual se

---

* *Tao-Te King*. Publicado pela Editora Pensamento, São Paulo, 1987.

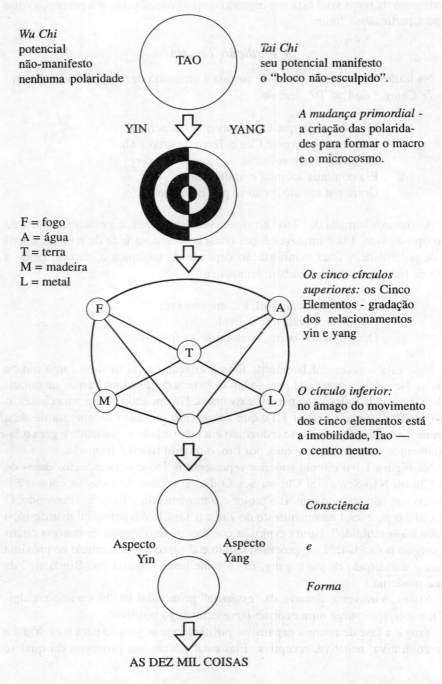

Fig. 1.1. *O esquema taoísta da manifestação (extraído de* The Way and Its Power, *Capítulo XXV, traduzido por Arthur Waley)*

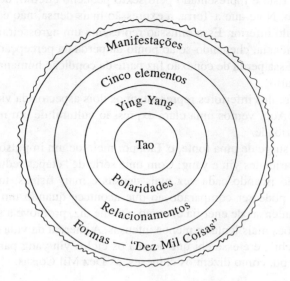

Fig. 1.2. O Tao e a forma. Tao é a imobilidade que está no âmago de toda manifestação. Tendemos a nos identificar mais com a camada externa da existência e a perder contato com a origem do todo, o Tao. Ficamos presos na periferia e perdemos contato com o centro.

manifesta o potencial para o movimento. O Dr. Stone chamou esse potencial de "pólos" do movimento de energia. Yang é o pólo positivo, expansivo, e yin é o pólo negativo, receptivo. A vida é baseada nesse potencial — a contraposição entre as forças centrífuga e centrípeta, que conserva a estrutura do sistema solar; o impulsionamento do sangue pelo coração e a sucção receptiva; o movimento da água de cima para baixo; o calor do sol e o frio da noite. Os potenciais yin e yang estão por trás do movimento da vida.

A próxima fase na hierarquia ou "descida" é a criação dos Cinco Elementos ou forças motoras. Esses são os padrões básicos da energia da vida, e a partir de seus inter-relacionamentos surge toda a criação.

Os potenciais yin e yang preparam o caminho para o movimento de energia e os Cinco Elementos delineiam esse movimento. Esses são nomes dados aos relacionamentos entre os movimentos de energia no universo como um todo, e no homem, como sua expressão. Yin e yang regem o fluxo geral de energia através de seus pólos negativo e positivo. Os Cinco Elementos são padrões de energia específicos e diferenciados que surgem a partir desse fluxo. Todos os nossos pensamentos, emoções e processos físicos são expressões de relacionamentos entre Ying-Yang e os Cinco Elementos. Posteriormente vamos estudar esses relacionamentos de forma muito mais detalhada.

O Tao forma a base dessas manifestações elementares na condição do seu centro neutro. Este é representado pelo sexto pequeno círculo, do qual emanam os outros cinco. Note que a Terra, a expressão mais densa, não está diretamente ligada ao círculo inferior. Essa omissão representa um agrosseiramento da energia e da consciência, chegando-se ao ponto da perda da percepção consciente da fonte ou Tao. Essa perda de conexão faz parte da condição humana e representa o seu maior desafio.

Os dois círculos inferiores representam os dois aspectos da vida: a consciência e a forma. Aqui vemos uma clara expressão cultural de um movimento universal de polaridade.

A energia surge de uma fonte, o Tao, por meio de um impulso positivo que a divide nas polaridades yin e yang. Com uma série de "etapas redutoras", em que as energias vão ficando cada vez mais densas e mais físicas, toda a criação é formada. Isso pode ser comparado ao que acontece quando um transformador reduz formas intensas de energia e, como o nome diz, promove a sua transformação em vibrações mais lentas e menos intensas. A energia da vida ou força vital é chamada de "chi", e é esse chi que aciona os ciclos yin/yang para dar origem a toda a criação ou, como dizem os chineses, às Dez Mil Coisas.

A Tradição Ayurvédica

No sistema indiano ocorre um processo muito semelhante. A versão ayurvédica desse processo deriva da filosofia Sankya e, nesse sistema, o conceito de origem é chamado de Brahma. Brahma é a unidade, O supremo. Brahma é a origem da consciência e da energia da vida, e é para Brahma que todos devemos retornar. O movimento de manifestação que surge a partir disso é mostrado esquematicamente na Figura 1.3.

Brahma é a fonte da vida e apresenta dois aspectos: um é Purusha, o centro de tranqüilidade, onde não existe nenhuma polaridade, nenhum movimento. Dentro dele, porém, acha-se a potencialidade para todos os relacionamentos de polaridade e, portanto, para toda manifestação. Toda forma de vida é inerente ao seu âmago neutro. A partir dele, toda criação é impregnada de consciência ou percepção. Num certo sentido, Purusha contém o projeto de todos os relacionamentos de polaridade. Esse projeto ou plano, no nível do âmago, é visto em todas as formas vivas. Ele se reflete no DNA de cada célula, que contém dentro de si o projeto para a formação de todo o organismo. A semente do todo está contida dentro de cada parte.

O segundo aspecto de Brahma é Prakriti. Prakriti desempenha a função de potencial de semente. Ele é a fonte potencial de energia criativa e também o impulso vital, o potencial de expansão do não-ser para o ser. Dessa expansão criativa surge Avyakta, que é o "bloco não-esculpido" ou aspecto Tai Chi da hierarquia. Aqui o potencial para relacionamentos de polaridade, latente em Purusha, toma forma por intermédio das Três Gunas. As Gunas são equivalentes do conceito chinês de yin e yang. Sattva é o terreno neutro a partir do qual a energia se movimenta. Ela é o campo neutro que permite o movimento de energia e o aspec-

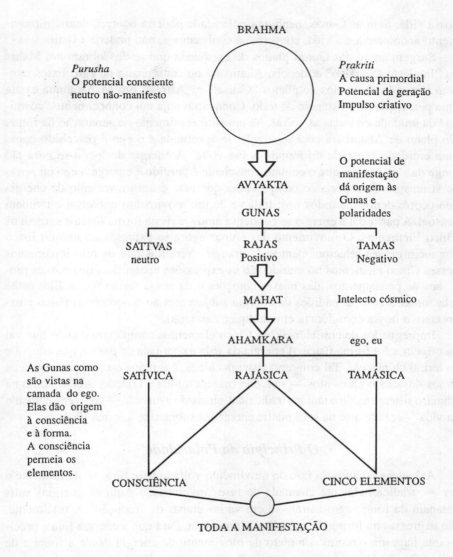

Fig. 1.3. O esquema Ayurvédico da manifestação

to neutro ou equilibrado inerente a todos os relacionamentos de polaridade. Rajas é a fase yang — positiva e expansiva — do movimento de polaridade. Ela é o aspecto ígneo ou solar do ciclo de energia. Tamas é a fase Yin — contrativa e negativa — do movimento de polaridade, e o aspecto fresco e lunar do ciclo de energia. Rajas é a fase centrífuga ou expansiva, ao passo que Tamas é a fase contrativa, centrípeta.

Sattvas, Rajas e Tamas, assim como yin e yang, estabelecem relacionamentos de polaridade, e esses relacionamentos são inerentes a todos os aspectos de nossa vida. Sem as Gunas, nenhuma polaridade poderia ocorrer, nenhum movimento aconteceria e a vida, conforme a conhecemos, não poderia existir.

Surgem então das Gunas planos de existência que se desdobram em Mahat ou "Intelecto Cósmico" e, depois, Ahamkara ou consciência do ego. Esses também têm sido chamados de planos "Causal" e "Astral". Em Mahat ainda existe uma percepção da existência do todo. Conquanto haja um conhecimento "cósmico" da unidade de todas as coisas, há um sutil sentimento de separação da fonte. No plano de Ahamkara essa separação se aprofunda e o ego é percebido como uma entidade separada do mundo à sua volta. A energia deslocou-se para tão longe da sua origem, que o contato consciente é perdido e emerge o ego ou senso de si mesmo. É importante compreender que esse é um movimento de energia que ocorre dentro de todos nós: trata-se de um movimento universal e também pessoal. A partir daí a energia se condensa ainda mais na forma física e surgem os Cinco Elementos. O movimento das Gunas agora se expressa no mundo físico por meio desses relacionamentos de energia. Veremos que os relacionamentos desses Cinco elementos no mundo são as expressões energéticas dos nossos processos de pensamentos, das nossas emoções e da nossa forma física. Eles estão relacionados com os padrões de energia subjacentes ao nosso corpo físico e expressam a nossa consciência em qualquer momento.

Impregnados de consciência, os Cinco elementos completam o ciclo que vai da origem até a forma física. A energia da vida é chamada de *prana*, que equivale ao termo chinês *chi*. Tal como no sistema chinês, é o prana ou chi que aciona os ciclos dos cinco elementos — que dão origem a toda a criação. Assim como na China, o sistema médico indiano tradicional, chamado ayurveda — ou "o ensinamento da vida" —, baseia-se na sutil matriz energética subjacente à forma física.

O Princípio da Polaridade

Até agora falamos da fase do movimento voltado para fora — da fonte até o ser —, tradicionalmente chamada de fase "involutiva". Aqui as energias sutis emanam da fonte, agrosseiram-se em várias etapas de "redução" e, finalmente, são expressas na forma de consciência e matéria. Para que a energia flua é preciso que haja um circuito completo de movimento de energia desde a fonte e de volta para ela. Desse modo, a energia flui do gerador elétrico para transformar-se em calor ou luz e, então, é atraída de volta para a fonte por seu pólo negativo. Essa fase de retorno é chamada de fase "evolutiva" e indica o retorno da energia às suas origens. Essas duas fases podem ser ligadas à expansão e à contração. A fase involutiva, voltada para o exterior, é a fase expansiva, e a fase de retorno evolutivo, voltada para o interior, é a fase contrativa (veja a Figura 1.4).

Essas duas fases geram a pulsação básica da vida. As mudanças das estações, a pulsação do átomo, os movimentos corporais da respiração e da circulação e, até mesmo, o movimento da vida desde o nascimento até a morte; todos esses fenômenos refletem esse processo de pulsação. O Dr. Stone chamou essa pulsação rítmica básica de Princípio da Polaridade.

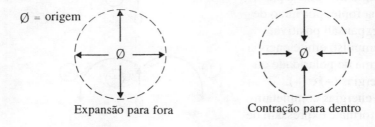

Fig. 1.4. A evolução e a involução da energia

O Princípio da Polaridade é um princípio de fluxo de energia em todos os níveis da vida. O fluxo sutil de força vital e a vitalidade que existe dentro do homem seguem esse princípio, da mesma forma como as energias físicas mais grosseiras, que podem ser medidas com maior facilidade (eletricidade, calor, luz, etc.). Qualquer que seja a forma assumida pela energia, o seu movimento deve-se a algum tipo de relacionamento de polaridade. Em outras palavras, deve ser estabelecido um relacionamento que contenha dentro de si o potencial para o movimento. Alguns exemplos são o alto e o baixo, o calor e o frio, o positivo e o negativo. Todos esses relacionamentos têm dentro de si o potencial para o movimento e para a mudança. Eles estabelecem o potencial para o fluxo.

Por conseguinte, uma área de alta excitação vai fluir para áreas de excitação relativamente mais baixa e criar um fluxo. Isso pode assumir a forma de calor, eletricidade, movimento físico, etc. Conforme os físicos já descobriram, no âmago do nosso mundo aparentemente sólido existem campos pulsantes de energia e relacionamentos de polaridade. O mundo físico, mesmo segundo uma rigorosa estrutura científica, é sustentado por pulsações de energia mais sutis e mais intensas. Definamos esse movimento básico como um princípio:

A energia flui a partir de uma fonte neutra, por meio de um movimento positivo voltado para o exterior, que passa por um campo neutro e chega a alguma forma de completamento. Em seguida, ela é atraída de volta à sua fonte, por uma atração negativa e receptiva.

Nos próximos capítulos veremos como esse processo funciona dentro de nós. Ele é apresentado de forma diagramática na Figura 1.5.

Neste princípio, o Dr. Stone está esboçando o princípio básico da energia num relacionamento dinâmico. No âmago de todo movimento está a vasta imobilidade da Fonte. É a partir dessa imobilidade que surge o movimento de energia, a qual se move através da pulsação. Todas as coisas pulsam. O mundo é um local de pulsação. No âmago do mundo físico existe todo um domínio atômico de pulsação, e no âmago desse domínio existem pulsações ainda mais sutis subjacentes à forma física. Essas pulsações movimentam aquilo que o Dr. Stone chamou de fases centrífuga e centrípeta, que são as pulsações voltadas para fora e as pulsa-

1. A energia move-se a partir de uma fonte, por meio de uma expansão positiva.
2. Esse impulso emite energia na forma de polaridade ou de energias (+) e (−).
3. Essas energias completam-se na forma e expressam de alguma maneira o seu relacionamento (como eletricidade, matéria, energia atômica, sofrimento, pensamento, etc.).
4. Uma vez que as energias tenham alcançado esse ponto de completamento, o padrão energético esgota-se na criação da forma e é atraído de volta para a fonte por uma tração receptiva negativa.

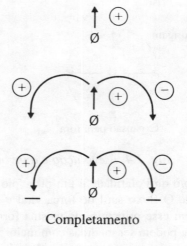

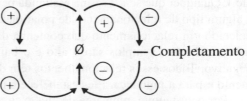

Fig. 1.5. *O Princípio da Polaridade*

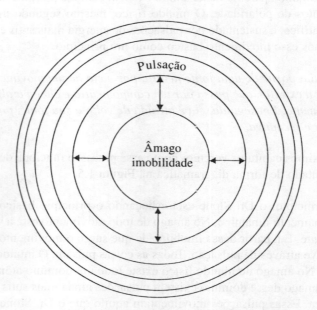

Fig. 1.6. *O movimento de energia por pulsação*

ções voltadas para dentro. Em termos de yin e yang, a pulsação centrífuga — voltada para fora — é yang, e a pulsação centrípeta — voltada para dentro — é yin. Yin e yang são fases de um movimento: a grandiosa pulsação do universo. Nós também somos parte e uma expressão desta pulsação. (Veja a Figura 1.6.)

Vemos este princípio atuando em todos os níveis da vida. Este princípio é válido quer estejamos falando de movimento de energia como eletricidade ou calor, quer sobre os movimentos das emoções de uma pessoa para outra. Toda manifestação de vida pode ser interpretada nestes termos.

O nosso problema é que ficamos atolados na forma física e deixamos de obedecer à atração evolutiva em direção à fonte. Essa jornada tem sido objeto de interesse de muitas tradições religiosas e filosóficas, e grandes poesias e obras de arte foram produzidas na tentativa de transmitir essa verdade.

O Modelo Hologramático da Pulsação de Energia

Vimos como duas tradições orientais vêem o movimento macrocósmico ou universal de energia em sua fase involutiva. Esta interação de energias é uma vasta pulsação multidimensional que pode estar mais relacionada com o conceito de holograma. Um holograma é uma imagem tridimensional dentro da qual existem padrões de ondas de energia que interferem umas nas outras à medida que

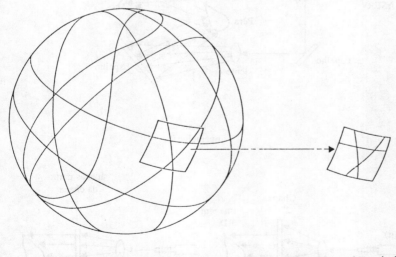

Padrão de interferência "cósmica" subjacente à manifestação física

Uma parte do padrão ainda contém dentro de si todas as informações relativas ao todo.

Fig. 1.7. O conceito hologramático da atividade macrocósmica da energia em sua fase involutiva

seus caminhos se cruzam. Isto cria aquilo que é conhecido como "padrão de interferência", dentro do qual acham-se armazenadas todas as informações a respeito de todas as interações entre as energias. O interessante nos hologramas é que todas as suas partes, por menores que seja, contêm *todas* as informações relativas ao conjunto completo das interações. Assim, o microcosmo contém dentro de si todas as informações referentes ao movimento macrocósmico. Essa compreensão é aplicada mais comumente à fotografia. (Veja a Figura 1.7.)

Para que um holograma seja criado, é preciso que haja uma interação entre dois feixes de luz. Um, chamado de feixe de referência, é um feixe de luz neutro e puro. O outro é chamado de feixe ativo. Esse feixe saiu pelo mundo da forma, por assim dizer, e encontrou objetos. Esses dois feixes voltam a se juntar numa placa fotográfica e estabelecem um "padrão de interferência". Se a placa fotográfica for iluminada pelo feixe de referência original, vai aparecer no espaço um objeto em três dimensões (no nosso exemplo, apresentado na Figura 1.8, esse

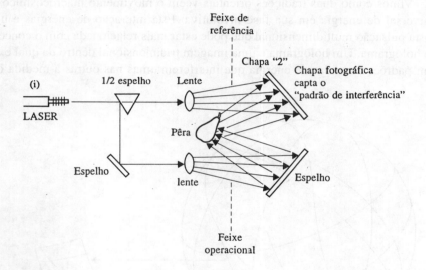

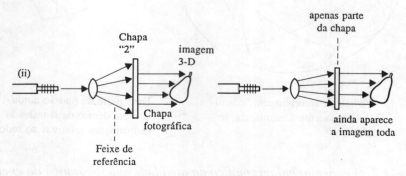

Fig. 1.8. O mecanismo do holograma

objeto é uma pêra — que dará a impressão de ser tão verdadeiro quanto o objeto original). Se apenas uma pequena parte da placa fotográfica for iluminada (isto é, se apenas uma pequena fração do padrão de interferência for captado), o objeto *todo* vai continuar a aparecer, embora formando uma imagem menos nítida. Assim, todos os pontos da placa registraram *todas* as informações. Este conceito vai tornar-se muito significativo no próximo capítulo, quando estudaremos o sistema energético do homem.

O holograma, como um conceito, pode ser um modelo para a pulsação de energia no ser humano. Muitas formas, padrões e qualidades diferentes de energia pulsam em nossa mente e em nosso corpo. Esses padrões fazem parte de um padrão de interferência dinâmico que cria um "corpo de energia" — que é a base da forma física. Se os padrões estiveram relacionados uns com os outros de uma forma fluente e equilibrada, a integridade do padrão global será mantida. Se ocorrem bloqueios ou desequilíbrios em seus relacionamentos, haverá distúrbios e doenças.

A Física Moderna e o Princípio da Polaridade

Recentemente, um físico chamado David Bohm usou o holograma para descrever a natureza do universo. Esta é uma explicação que funciona muito bem com a nossa discussão anterior sobre as formas tradicionais. Ele vê o universo, num certo sentido, como um enorme holograma com dois aspectos: um é chamado de aspecto implícito ou envolvido, e o outro é chamado de "explícito" ou manifesto.

O domínio explícito ou "manifesto" é o domínio do mundo palpável e mensurável. É o mundo que pode ser percebido com os cinco sentidos. Aquilo que vemos, ouvimos, sentimos, cheiramos, saboreamos e, até mesmo, em que pensamos, está no domínio explícito.

O mundo explícito tangível é governado por suas próprias leis, que Bohm chama de "leis da heteronomia". Essas são as leis físicas do nosso universo observável. A física newtoniana, a anatomia e a fisiologia, os sentidos, o Sol, a Lua e as estrelas são regidos por essas leis. A maioria das pesquisas médicas e científicas tem sido realizada neste nível explícito. Este é o nível do mundo material, com suas quantidades mensuráveis e seus processos físicos. Existe, todavia, uma subestrutura nesse mundo tangível, todo um novo domínio a que Bohm chama de "ordem implícita". Esse é um domínio que está literalmente "contido" dentro do mundo explícito, um domínio de relacionamentos sutis, com sutis movimentos de energia que mantêm as coisas funcionando como um todo. É este processo de inter-relacionamento que cria a ordem implícita. Essa ordem inclui o nosso mundo físico "real".

Na "nova física" estamos descobrindo que as coisas não são tão simples quanto o relógio de Descartes. Um físico chamado Heinsenberg mostrou que a consciência do cientista está intrincadamente ligada ao experimento: que o observador é *parte* daquilo que está sendo observado. Além do mais, um teorema desenvolvido por John Bell em 1964, e posteriormente comprovado por meio de experimentos, mostra que há uma interconexão básica entre todas as coisas. Nesse teorema, Bell demonstrou que, depois de entrarem em contato, duas partículas subatômicas continuam a influenciar-se mutuamente, de forma simultânea, mesmo que tenham sido levadas para extremidades opostas no universo! Se você deslocar uma delas numa direção, a outra reagirá instantaneamente! Aqui o tempo e o espaço tornam-se conceitos sem sentido.

Bohm postula que o substrato do nosso mundo explícito de tempo, espaço e matéria é o domínio explícito. Este domínio tem as suas próprias leis, as quais ele chama de leis da "holonomia" ou leis do todo. O universo é comparado com um vasto holograma, em que todo pedaço contém dentro de si todas as informações relativas ao todo. Essa ordem interna torna-se explícita ou manifesta devido às várias leis implícitas do todo ou holonomia. Dentro do projeto daquilo que podemos observar existe um domínio implícito que liga todas as coisas, experiências e seres aparentemente separados, formando o todo universal!

O Dr. Stone diria que o Princípio da Polaridade é uma lei implícita do todo. Em sua origem há uma unicidade ou totalidade implícita que poderia ser invisível no nível explícito. As antigas ciências médicas, como a medicina ayurvédica e a chinesa, também foram na busca dos processos sutis implícitos. Um desenho simplificado bidimensional é dado na Figura 1.9 para apresentar esquematicamente algumas das idéias de Bohm. Aqui temos a revelação das informações, forman-

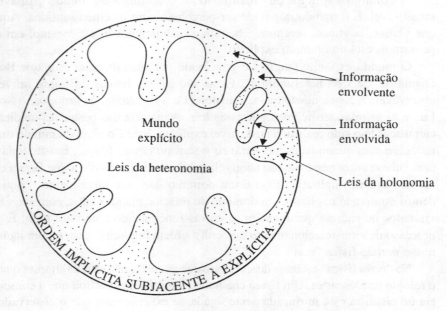

Fig. 1.9. A visão de mundo de Bohm

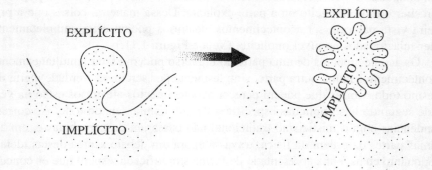

Fig. 1.10. Os mundos explícito e implícito

do-se uma expressão explícita de si mesmo. Quando o observador está situado dentro da ordem explícita, a ordem implícita não é vista. É como estar na superfície da Terra e não ser capaz de perceber o núcleo do planeta. Cada saliência do esquema é um aspecto manifesto da realidade que, por sua vez, pode ter outros relacionamentos implícitos/explícitos. Cada desdobramento pode ter dentro de si outras informações implícitas e, assim, um potencial adicional de esfoliação. (Veja a Figura 1.10.)

Vemos aqui o aparente paradoxo do implícito estar dentro do explícito e, não obstante, ser o explícito uma expressão local de um todo maior. Desse modo, conforme diziam os antigos místicos, o todo está contido dentro da parte. Este esquema simples pode assumir qualquer nível de complexidade com as várias expressões envolvendo-se umas com as outras: mundos dentro de mundos e universos dentro de universo; mundos literalmente contidos dentro de outros.

Bohm chegou até mesmo a levar o conceito de consciência para o domínio da física, postulando que a consciência está envolvida por essa ordem implícita. Toda expressão dos acontecimentos físicos poderia vir acompanhada de uma expressão simultânea da consciência. Esta noção está de acordo com as filosofias tradicionais que não consideram possível nenhuma criação sem o movimento da consciência envolvida.

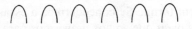
Acontecimentos casuais num nível explícito. (Heteronomia)

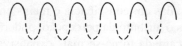
O mesmo acontecimento visto juntamente com suas conexões no nível implícito. (Holonomia)

Fig. 1.11. Heteronomia e holonomia

Na obra de Bohm observamos uma nova expressão da cosmologia tradicional, onde tudo é visto como um todo e, dependendo de sua perspectiva, podemos perceber o todo implícito ou a parte explícita. Dessa maneira, coisas que à primeira vista parecem ser acontecimentos aleatórios podem estar completamente inter-relacionados no nível implícito. (Veja a Figura 1.11.)

Os acontecimentos de uma parte do universo podem afetar simultaneamente acontecimentos numa outra parte, simplesmente por serem, na verdade, parte do mesmo todo. Coisas que podem parecer acontecimentos aleatórios estão na verdade seguindo leis implícitas específicas da holonomia, leis do todo. As correspondências com o misticismo tradicional não passaram despercebidas e, em algumas partes da ordem da física, trava-se agora um debate acerca destas idéias. Conquanto eu as tenha apresentado de forma simplificada, espero que os conceitos básicos estejam claros.

Um importante aspecto dessa ordem da realidade é que as coisas não precisam ser vistas de forma linear. Como os processos tornam-se forma por intermédio de seus relacionamentos mútuos, eles podem dar a impressão de ter um relacionamento linear quando, na verdade, talvez estejam seguindo as leis implícitas que determinam o seu movimento. Uma bola de bilhar, ao atingir uma outra, faz com que a segunda se mova. A fonte desse movimento poderia ser encontrada no complexo campo emocional do jogador que faz a tacada; uma fonte adicional poderia incluir as influências que atuaram sobre a vida do jogador, e assim por diante.

Se voltarmos à nossa imagem do Princípio da Polaridade como um princípio de desdobramento, surgem algumas imagens interessantes. Antes de mais nada, este não é um processo linear e sim um processo multidimensional de vastíssima complexidade. Se expandirmos a forma bidimensional da polaridade para as três dimensões, surge a forma de um "toro", basicamente uma rosca com um orifício infinitesimalmente pequeno. (Veja a Figura 1.12.) Em seu livro, *The Reflexive Universe*, Arthur Young considera ser essa a forma básica do universo. Esta é uma forma holográfica perfeita em que todas as partes do toro estão em contato com todas as outras. Se o toro for visto como um sólido, teremos a possibilidade de infinitas "camadas". Embora cada camada possa parecer estar isolada, cada uma delas está em contato com todas as outras e constituem um todo orgânico; uma camada não pode existir sem a outra. Elas fazem parte de um todo feito de camadas sobrepostas que envolvem umas às outras, como numa cebola.

As filosofias orientais sustentariam que esses relacionamentos estabelecem uma hierarquia de consciência e forma em que as camadas interiores são mais contraídas em consciência e mais densas em forma. Se concedermos a essas camadas o atributo da percepção, poderíamos dizer que ao nos movermos para fora cada camada torna-se mais expansiva, mais perceptiva e adquire uma natureza mais sutil. Ao nos movermos para dentro, elas tornam-se mais concentradas, menos perceptivas e mais densas, adquirindo uma natureza mais física. Cada camada pode ter consciência apenas daquilo que ela envolve, e não dos níveis superiores — as camadas mais externas que a contêm. É como o peixe de mar que só tem consciência da sua camada do oceano, mas não da atmosfera que o envolve.

Esses relacionamentos constituem o âmago das filosofias tradicionais, onde o conceito de hierarquia é uma outra lei implícita do universo. A qualidade do todo que percebemos depende da qualidade da nossa consciência e percepção. Quanto mais expansivo você for, maior o todo que conseguirá perceber. Conforme vimos anteriormente, no conceito de universo envolvido e envolvente, o todo está contido em todas as partes. Assim, se a sua consciência for suficientemente expandida, o todo poderá ser compreendido!

Esta asserção não é um juízo de valor. As camadas interiores, mais contraídas, não são "piores" do que as camadas exteriores, mais expansivas. Elas são partes do todo, partes de *um* movimento de energia, de *um* processo. Conforme veremos mais adiante, essa é a dinâmica através da qual a consciência se materializa.

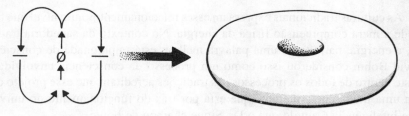

Fig. 1.12. A forma "toro"

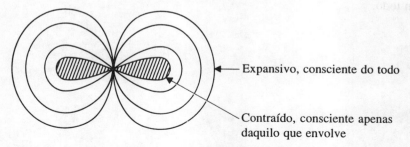

Fig. 1.13. Corte transversal da "Rosca Cósmica"

O Tao e a Consciência Inerente

Voltando aos nossos conceitos chineses antigos, esses relacionamentos podem ser concebidos como as camadas de uma cebola, com o Tao ou Fonte no centro do ser. A primeira mudança para as fases yin e yang ocorre na camada mais externa, e as mudanças subseqüentes tornam-se mais e mais contraídas, até que surja a forma física. O Tao é o ponto neutro e silencioso que existe no centro de todas as coisas, e todo o mundo visível é uma expressão de seus potenciais. Todas essas expressões do Tao acham-se contidas uma dentro da outra e constituem uma só entidade (veja a Figura 1.14).

33

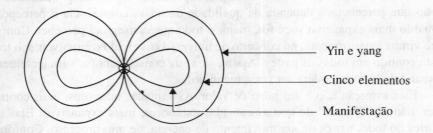

Fig. 1.14. Taoísmo dentro da "Rosca Cósmica"

As culturas tradicionais expressam esses relacionamentos num nível que transcende a mera compreensão física da energia. No contexto da sabedoria tradicional, a energia, na falta de uma palavra melhor, está impregnada de consciência. David Bohm considerou isso como um processo da consciência envolvida que existe dentro de todos os processos. As tradições acreditam que esse projeto deve-se a uma inteligência inerente que está por trás do funcionamento do universo. Essa inteligência é aquilo que o Dr. Stone chamou de Fonte.

No próximo capítulo vamos enfocar esse movimento tal como ele é visto dentro do homem, como um reflexo do movimento de energia do universo como um todo.

CAPÍTULO DOIS

Anatomia Sem-Fio: O Reflexo Microcósmico

Conquanto pareça assumir a forma de muitos fatores e agentes, a vida é *una*. Entretanto, é sempre a mesma energia que age e reage e volta a se juntar... Retiramos da natureza aquilo de que precisamos, como os filhos de um grande pai e de uma grande mãe. A mesma energia que existe na natureza também está dentro de nós.

No último capítulo vimos que o movimento universal ou macrocósmico de energia foi objeto de interesse tanto das filosofias tradicionais do Oriente como de um físico moderno. Examinemos agora esses conceitos, tal como foram expressos pelo Dr. Stone e, depois, veremos como as energias internas do homem são uma expressão desse movimento mais amplo.

A Evolução e a Involução da Energia

O Dr. Stone costumava dizer "assim como em cima, também embaixo". Ele usava esse antigo adágio para expressar o relacionamento macrocósmico-microcósmico. Nestes termos, as energias internas do homem são um reflexo de um movimento mais amplo de energia no universo como um todo. Nos termos usados por David Bohm, a informação relativa ao todo está contida dentro de cada ser humano. Somos uma expressão explícita de um todo implícito.

O Dr. Stone falou sobre este movimento universal em seu livro *Energy*:

Polaridade é a lei dos opostos em suas mais sutis atrações entre um centro e outro. A unidade é a fusão dessas correntes numa Essência. A criação gera opostos por meio de sua força centrífuga, da mesma forma como um borrifo original de manifestação fluindo até os limites do cosmo e de cada unidade padrão.

Ele postulou, assim, uma lei universal: o Princípio da Polaridade. O movimento de opostos está implícito em toda a criação. Para terem vida e movimento, as polaridades devem ser ativas. Elas fluem da fonte com uma força centrífuga ou expansiva inimaginavelmente poderosa. Essas energias se entrelaçam para formar cada expressão da fonte, ou seja, para formar cada homem, cada mulher, cada ser, cada folha de grama. Quando o Dr. Stone fala sobre um movimento de polaridade entre um centro e outro, ele está falando a respeito do grande plano do universo! As culturas tradicionais têm chamado o "centro primordial" de diversos nomes: Tao, Divindade, Brahma, para citar apenas alguns. É a partir desse centro primordial que surgem todas as coisas. A partir dele ocorrem várias fases de redução de energia, nas quais as polaridades são puxadas por meio das "mais sutis atrações", para centros menos intensos.

Essas fases de redução transformam as energias vibratórias superiores em formas mais densas. Esse "borrifo original de manifestação" flui até os "limites do cosmo" através de várias fases, e torna-se mais denso em cada fase sucessiva. A energia finalmente torna-se tão densa que há uma "condensação" na forma física. Para descrever esta seqüência, o Dr. Stone também usou a analogia da "tensão superficial".

> Na superfície desses campos de energia, sejam eles grandes ou pequenos, as energias encontram a resistência do espaço que se contrai sobre elas e reduz ainda mais sua velocidade, promovendo a cristalização. Isso é chamado de tensão superficial... A superfície limita a atividade central... para confinar e proteger os campos de energia interior, delicados e em permanente expansão.

Nos estágios finais do processo evolutivo, quando energias mais sutis estão se condensando ou se "cristalizando" em matéria e em forma, as energias expansivas que fluem para o exterior encontram resistência e perdem velocidade. Neste processo forma-se uma "tensão superficial", onde a matéria encontra sua expressão final. Isto somente ocorre no limite da força centrífuga que originalmente produziu o relacionamento de polaridade ou "padrão de unidade". Cada "padrão

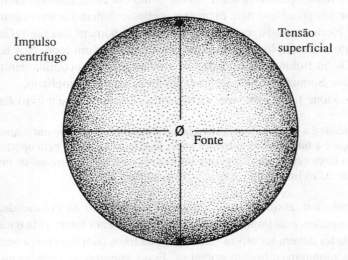

Fig. 2.1. A "Bolha Cósmica"

de unidade" é uma expressão de um relacionamento de polaridade e está limitado pela natureza do impulso original proveniente da fonte.

Este processo pode ser visualizado como uma vasta esfera que se expande para todas as direções, afastando-se da fonte. No ponto em que o impulso fica mais lento, o fluxo de energia perde ímpeto e chega a um "ponto de exaustão". É nesse ponto de exaustão do impulso expansivo original que se forma a tensão superficial. A forma física situa-se num ponto extremo desse processo, na "tensão superficial" da bolha cósmica. A importância dessa extremidade é que, a partir dali, é possível agora retornar-se à fonte numa fase evolutiva, centrípeta e receptiva (veja a Figura 2.1).

Este processo de condensação e de redução de velocidade dentro da bolha cósmica é necessário para proteger as energias do todo contra a dissipação provocada pela expansão infinita. Conforme escreve o Dr. Stone:

> Os centros de energia são essenciais para a criação das formas e para o seu perfeito funcionamento. É fundamental que a energia seja concentrada e que atue no sentido de definir padrões e projetos; caso contrário, poderá ocorrer exaustão. Se uma pedra for atirada num lago de águas calmas, as ondas irradiam-se para fora, a partir da área de perturbação, até que o impulso da energia concentrada se esgote.

Assim, o agrosseiramento da energia, tornando-se forma, é uma expressão de um potencial proveniente da fonte e, ao mesmo tempo, um meio de proteger as suas energias expansivas contra a exaustão. Na física moderna, sabe-se que nenhuma energia jamais é ganha ou perdida no universo. Ele é, num certo sentido, um sistema de "circuito fechado".

De acordo com o nosso Princípio da Polaridade, já apresentado anteriormente, a energia expande-se desde a fonte, até chegar a algum tipo de completamento, e depois precisa retornar à origem, para completar o ciclo e para proteger-se contra a dissipação. Veremos posteriormente que esse é um conceito de importância basilar no sistema de saúde e doença do Dr. Stone.

Em *The Wireless Anatomy of Man*, o Dr. Stone considerou esses relacionamentos macrocósmicos-microcósmicos como uma seqüência de reduções das vibrações das energias, através de várias fases, até se chegar ao domínio físico, onde a mente e a matéria predominam. Vimos antes esse processo em termos da cosmologia indiana e chinesa. Examinemo-lo agora de acordo com o sistema criado pelo Dr. Stone. Externamente, o movimento involutivo das energias a partir da fonte é visto como uma seqüência de fases distintas de redução. Em cada etapa de redução, as energias passam através de um núcleo neutro em que, tal como acontece num transformador elétrico, sua vibração e intensidade são reduzidas. Em cada etapa de redução ocorre um agrosseiramento dessas energias e um estreitamento da consciência que se acha contida dentro delas. A Figura 2.2. apresenta uma representação simples desse processo.

Em cada fase da dinâmica redutora temos um movimento de energia que reflete o Princípio da Polaridade. Aqui temos um fluxo de energia que parte da

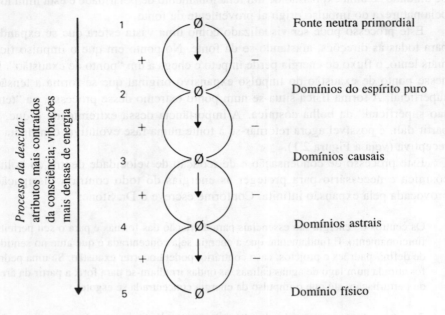

Fig. 2.2. O Processo da descida

fonte, numa fase yang e expansiva de movimento, até chegar a um ponto de exaustão ou completamento. Nesse ponto, as energias afastaram-se tanto de sua fonte que perderam contato com essa conexão. Ao se completar esse impulso voltado para o exterior, inicia-se a fase contrativa yin. As energias, que agora apresentam uma vibração mais baixa e uma percepção mais reduzida, são atraídas para formar um novo centro neutro que "ressoa" juntamente com a fonte original, mas apresenta uma natureza mais grosseira (veja a Figura 2.3).

Em cada centro, ao serem reunidas, as energias fundem-se numa essência neutra, que é um reflexo mais opaco dos centros sutis situados acima.

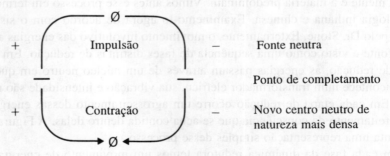

Fig. 2.3. Impulsão e contração

Esse impulso passa por vários domínios sutis até surgir aquilo que é conhecido como "Domínio Causal". O domínio causal é um domínio que existe dentro de nós e onde a consciência se cristaliza na forma de "Mente". Ele não é o cérebro físico e sim uma sutil camada formativa onde surgem os movimentos do pensamento. Nesta fase, os pensamentos predominam e apresentam-se num estado neutro, "descarregado" ou não-emocional. No budismo tibetano isto é conhecido como fase Kun Zhi ou "terreno da manifestação".

Esse movimento é mais uma vez reduzido ou cristalizado na forma de um "domínio astral", em que esses processos de pensamento assumem tons mais sutis. O domínio astral, portanto, é um domínio onde o pensamento assume atributos emocionais sutis. Uma compreensão dessa configuração é fundamental para a compreensão dos padrões de saúde e de doença. As correntes de pensamento e as emoções moldam o corpo físico e precisam ser administradas em todos os pensamentos curativos.

Os domínios causal e astral não são locais místicos fora de nós mesmos, mas representações de um processo interior de pensamento, emoção e forma. Isso será analisado com maior profundidade num capítulo posterior.

No centro físico surge um sistema de energia que reflete o processo de redução que tem lugar nos níveis superiores. Embora estejamos falando de "em cima" e "embaixo" de forma linear, este é na verdade um relacionamento dinâmico, em que cada domínio sucessivamente mais reduzido acha-se contido dentro de um todo maior. Assim, uma outra maneira de representar esse modelo é pela utilização da imagem da cebola, conforme foi feito no capítulo anterior. A cebola é uma outra maneira de visualizar a "bolha cósmica". Aqui, cada redução representa um estreitamento da consciência e uma cristalização da energia, estando contida, ou fazendo parte de um todo maior, mais expansivo e mais consciente. (Veja a Figura 2.4.)

O modelo descreve o mesmo movimento a partir da fonte, o qual foi discutido anteriormente, quando abordamos os sistemas indiano e chinês. Ele representa uma redução das energias, formando uma condensação física ou, conforme diria o Dr. Stone, uma cristalização da energia numa forma. Ao formar-se o centro físico, as energias se condensam num padrão que determina a estrutura física.

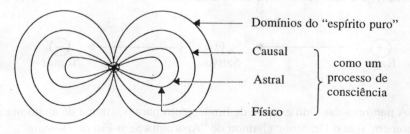

Fig. 2.4. Um corte transversal da "Bolha Cósmica"

Os domínios da energia e da matéria, situados abaixo do centro físico, refletem a seqüência da redução que ocorre em cima. O que está acima do centro físico é o macrocosmo, o que está abaixo é o microcosmo. Não se trata, mais uma vez, de um acontecimento linear, e sim de um processo dinâmico em que o microcosmo está contido dentro do macrocosmo e, paradoxalmente, o macrocosmo é inerente a todas as partes do microcosmo. O todo está dentro da parte e a parte é uma expressão do todo. Dentro de toda célula de nossa corpo há um projeto do todo. De fato, o todo, que está contido no núcleo de cada célula, é necessário para o funcionamento adequado da parte.

As Gunas

O Dr. Stone usou o modelo ayurvédico ou yogue dos relacionamentos de energia para elaborar o seu mapa da anatomia sutil do homem. Esse sistema de energia é impulsionado por três forças ou, como diria ele, é uma "função tríade". Essas forças, as *Gunas*, foram apresentadas no último capítulo. Elas são, na terminologia de Bohm, uma lei implícita do universo e representam as três qualidades do relacionamento de polaridade que permitem que toda a criação venha a existir.

O princípio satívico corresponde à neutralidade. Ele é o princípio da essência e da imobilidade, uma representação do estado neutro incondicionado encontrado em toda a existência. Ele é, como diriam os chineses, a imobilidade dentro do movimento, a qual constitui o núcleo de qualquer acontecimento.

O princípio rajásico é a fase yang ou positiva do movimento energético. Ele é o aspecto impulsor da energia, sugerindo ação e propulsão e caracterizando a fase expansiva e centrífuga da energia. Ele é a força propulsora que está por trás dos acontecimentos ou experiências. O rajas é o aspecto masculino do nosso sistema de energia, representando a asserção, o calor e o Sol.

O princípio tamásico é a fase negativa e yin do movimento energético e caracteriza a fase contrativa e centrípeta da energia. Trata-se da fase de completamento e receptividade. Ele é o aspecto feminino do nosso sistema de energia, representando a receptividade e a cristalização em formas.

Nesses relacionamentos a energia se desloca. Rajas rege a fase do impulso positivo de energia; sattvas rege o terreno neutro que possibilita esse movimento e tamas rege a fase negativa de completamento:

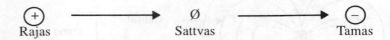

A natureza das Gunas serve de fundamento para o sistema de anatomia sutil do homem, que o Dr. Stone chamou de "Anatomia Sem-Fio do Homem".

Os Três Princípios
Sattvas Princípio Neutro da Fonte: essência, silêncio, campo neutro.
Rajas   Princípio Positivo da Ação: força propulsora, expansão, entusiasmo, movimento centrífugo, princípio afirmativo
Tamas   Princípio Negativo do Completamento: cristalização na forma, contração, movimento centrípeto, princípio receptivo.

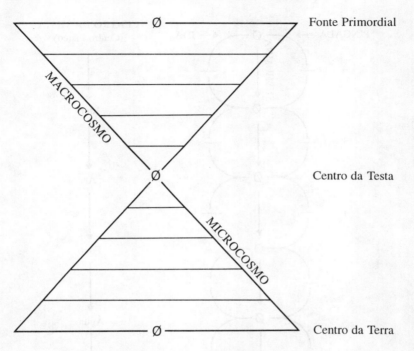

Fig. 2.5. A energia é revelada no Centro da Testa e se manifesta na forma física

A Manifestação Física da Energia

Depois de emanar da Fonte Primordial, a energia passa por diversas fases de redução até "condensar-se" no domínio físico através do "Centro da Testa", às vezes chamado de "Terceiro Olho". Os chineses chamam a isso de "campo superior do elixir", que é a sede do nosso "espírito original". (Veja a Figura 2.5.)

Quando a energia é emitida pelo Centro da Testa, toda uma cadeia de acontecimentos tem início. A partir desse centro, a energia reduz-se de intensidade para criar o nosso corpo físico. Essa incorporação reflete a formação do universo como um todo e estabelece o contexto para a criação do indivíduo. Dessa forma, o movimento da energia do Centro da Testa reflete o movimento da energia da fonte. O indivíduo ou microcosmo está vivo dentro do contexto do todo ou do macrocosmo. Além do mais, conforme já vimos, o todo está implícito dentro de cada uma de suas expressões individuais.

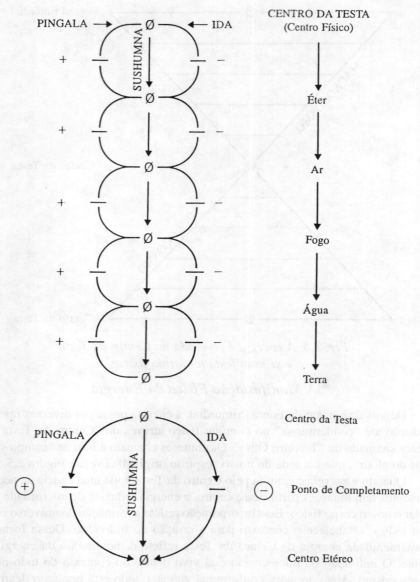

Fig. 2.6. As três correntes: pingala, ida e sushumna

A primeira cristalização num ser físico surge do Centro da Testa. Duas ondas de energias positivas se expandem desse Centro para formar duas correntes pulsáteis, que são chamadas tradicionalmente de correntes *pingala* e *ida* (veja a Figura 2.6). Elas se expandem em direção ao exterior, alcançam o seu ponto de completamento e, então, passam por uma fase contrativa. Elas são reunidas para formar um novo centro neutro na garganta, o Centro Etéreo.

Entre os dois centros surge também um terceiro canal. Trata-se de um canal neutro localizado fisicamente na coluna vertebral e que tradicionalmente é chamado de *sushumna*. Essas três correntes — pingala, ida e sushumna — representam as três fases do movimento das Gunas em suas qualidades positivas, negativas e neutras, e descem em espiral para, em seus pontos de intersecção, formar cada um dos chakras. Nos locais em que as correntes se cruzam forma-se um

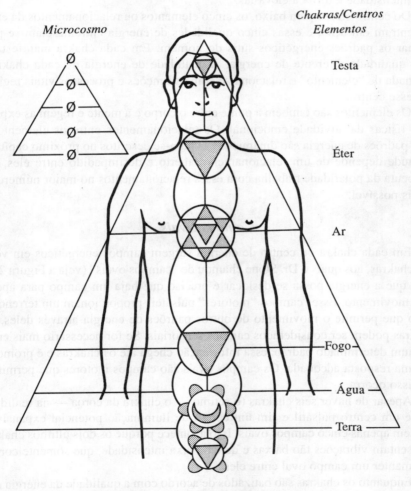

Fig. 2.7. Os centros do corpo

43

chakra ou centro de energia. Do chakra etéreo para baixo ocorre um processo semelhante e formam-se mais quatro centros que são chamados de centros do Ar, do Fogo, da Água e da Terra (veja a Figura 2.7).

Os Chakras e os Cinco Elementos

Estes seis centros são tradicionalmente chamados de chakras, e podem ser visualizados como círculos pulsáteis que sugam energia para dentro e impulsionam energia para fora de seus centros. Eles são a fonte do fluxo de energia para todas as pulsações de energia dos Cinco Elementos. Conforme as energias vão sendo reduzidas de um centro para outro, há um estreitamento do campo da consciência e uma diminuição da intensidade da energia em cada fase sucessiva. Cada centro atua como um transformador elétrico bidirecional, que reduz voltagens de alta intensidade e torna a elevá-las.

Do centro etéreo para baixo, os cinco elementos ou relacionamentos da energia entram em ação, e essas cinco qualidades de energia entremesclam-se para formar os padrões energéticos sutis do homem. Em cada chakra manifesta-se uma qualidade diferente de energia. A qualidade de energia de cada chakra é chamada de "elemento" e relaciona-se com as funções e processos vitais regidos por esse centro.

Os elementos são também a ponte entre o corpo e a mente e regem as expressões físicas da atividade emocional. Os relacionamentos entre os elementos e seus padrões de energia são dinâmicos e acham-se descritos no próximo capítulo. A saúde depende de um relacionamento aberto e desimpedido entre eles, e o terapeuta da polaridade trabalha com esses relacionamentos no maior número de níveis possível.

Campos Ovais

Em cada chakra ou centro de energia surgem campos energéticos em volta dos chakras, aos quais o Dr. Stone chamou de "campos ovais" (veja a Figura 2.8). Para que a energia possa se deslocar é preciso que haja um campo para apoiar esse movimento. Esses campos "motores" pulsáteis proporcionam um terreno ou meio que permite o movimento de outros padrões de energia através deles. Os chakras podem ser considerados campos sensoriais. Se for necessário mais energia num determinado padrão, essa informação chega até os chakras e é promovida uma resposta adequada. Os campos ovais são campos motores que permitem que isso ocorra.

Apesar de haver seis chakras (o sétimo — o chakra da coroa — na realidade não é um centro pulsátil e sim um centro de iluminação potencial expansiva), existem apenas cinco campos ovais. Isso acontece porque os dois últimos chakras apresentam vibrações tão baixas e de tão baixa intensidade, que somente consegue manter um campo oval entre eles.

Enquanto os chakras são batizados de acordo com a qualidade da energia que emana deles, os campos ovais recebem seus nomes segundo a qualidade dominante do movimento que passa através deles. O campo da cabeça recebe o nome de "oval do fogo", por causa da natureza potencialmente ígnea do intelecto. As ovais do Éter e da Água são assim chamadas por causa dos chakras correspondentes, visto que a qualidade do movimento coincide com a qualidade desses centros. O campo oval situado em torno do chakra do fogo é chamado de oval da Terra, devido ao processamento e ao movimento de alimentos e fezes nessa área. Por fim, o campo oval da bacia é chamado de oval da Água devido à eliminação da água, aos fluidos sexuais e ao movimento desses fluidos para baixo e para fora, a partir dessa área.

Agora temos a base de um "sistema de energia do âmago". Os chakras, as três correntes de ligação (ida, pingala e sushumna), e os campos ovais. Isso pode ser representado num diagrama bidimensional, conforme é visto na Figura 2.8. Todavia, é importante nos lembrarmos de que esses campos e correntes não são

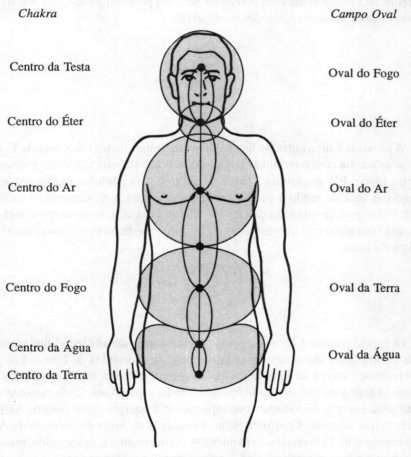

Fig. 2.8. Os Padrões de Energia do Âmago: este é o sistema do Âmago, do qual surgem os padrões básicos de energia dos Cinco Elementos

bidimensionais, e sim pulsações dinâmicas de energia do centro para fora e da periferia para dentro. O Dr. Stone chamou essas pulsações de fases centrífuga e centrípeta do movimento de energia. Existem também muitos outros padrões de energia que se relacionam com os elementos e ajudam a estabelecer o sistema de energia que dá sustentação à forma física. As três principais correntes que emanam do sistema de chakras refletem os três princípios das Gunas. A primeira é uma corrente neutra, que o Dr. Stone chamou de corrente Leste-Oeste. Ela também é chamada de Corrente Transversa e se relaciona com o atributo satívico da neutralidade. Essa corrente emana dos pólos negativo e positivo (topo e base) da corrente sushumna neutra do sistema de energia do âmago e, então, move-se transversalmente em torno do corpo, em espiral, e tem a função de intercomunicação e de aglutinamento. Trata-se de um padrão neutro de realimentação que ajuda a estabelecer uma relação entre a periferia e o âmago do sistema de energia. Ela também está relacionada com o sistema nervoso parassimpático, que é o sistema predominante durante os estados meditativos.

A próxima é uma corrente ígnea que o Dr. Stone chamou de Corrente Espiral. Ela se relaciona com o atributo rajásico do movimento e da expansão e emana do Centro Ígneo. Ela se espirala a partir do umbigo para englobar todo o sistema de energia, e atua de modo a proporcionar energia para o movimento, o calor e a cura. Ela rege a distribuição da energia vital interna através do corpo e está relacionada com o sistema nervoso simpático, que é o sistema predominante na atividade e na ação.

O último padrão é formado pelas correntes que pulsam individualmente em cada chakra. Elas são chamadas coletivamente de Correntes de Linhas Longas e se relacionam com o atributo tamásico do completamento. Elas emanam de cada centro na forma de padrões ou linhas de corrente específicos. Cada corrente apresenta uma energia de natureza correspondente à energia desse centro. Assim, a corrente que surge do Centro da Água é chamada de linha da corrente da Água. Elas emanam de cada chakra, expandem-se verticalmente e, em seguida, retornam ao centro na fase contrativa. Sua função é regular e monitorizar a fisiologia do corpo. O Dr. Stone disse que as Correntes de Linha Longa conduzem as energias da mente para o corpo e, portanto, regem o funcionamento dos cinco sentidos.

Elas estão relacionadas com o sistema nervoso central e com o movimento de energia dos ritmos cerebrais. Esse ritmo e esse processo da mente sobre a matéria serão discutidos num capítulo posterior.

Cada elemento rege sistemas de órgãos e tecidos específicos. Essas correntes agem como um mecanismo de provisão que controla a intensidade e a força das energias relacionadas com os processos fisiológicos. Os três padrões de corrente são representados esquematicamente na Figura 2.9.

Conforme podemos ver, o quadro completo é uma complexa mistura de correntes. Ele não deve ser visualizado como um processo estático e linear, formado por finas linhas de corrente, mas sim como um relacionamento dinâmico em que cada linha apresenta uma pulsação de uma energia ondulatória, que emana do âmago e retorna a ele. Cria-se um complexo padrão de interferência que, como o padrão de interferência da luz de um holograma (discutido no Capítulo 1), sustenta a criação da forma física. Essa é a base da Anatomia Sem-Fio do Homem e a base para a descrição dos outros padrões de energia relacionados com os Cinco Elementos. O terapeuta da polaridade atua de modo a desobstruir e a equilibrar bloqueios nesses padrões e campos, com o propósito de estimular a cura e a autoregulação nos domínios fisiológico e psicológico.

No próximo capítulo vamos discutir os relacionamentos gerais entre essas pulsações que estão por trás da forma física. Elas podem ser mais bem visualizadas como pulsações de luz de padrões específicos do que como energias que se deslocam através de canais.

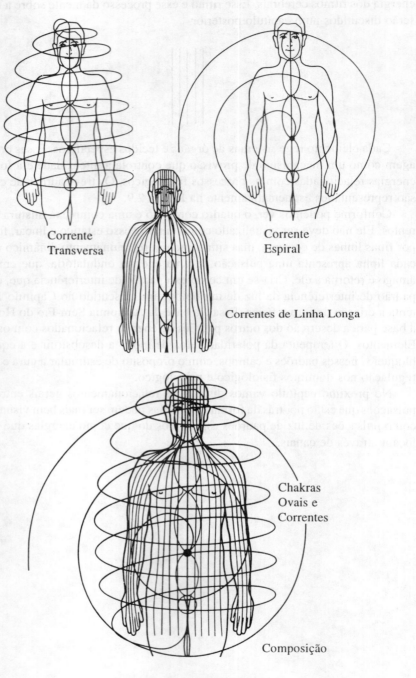

Fig. 2.9. As Três Correntes

CAPÍTULO TRÊS

Pulsações, Campos e Transições

O rio das energias mais sutis da vida, chamado de "Prana", é a força vital do corpo. Ele é o elemento ativador que flui dos cinco campos ovais do corpo — a cabeça, o pescoço, o peito, o abdômen e a bacia — ou dos cinco campos de matéria, para desempenhar funções específicas sensoriais ou de expressão motora.

Pulsações

Toda vida é pulsação, movimento. Se não houver movimento, não haverá vida. A diferença entre saúde e doença está na relativa liberdade e equilíbrio dos padrões de movimento físico e energético em nossos campos mental, emocional e físico. Neste capítulo eu gostaria de investigar os relacionamentos entre a pulsação geral de energia no corpo, os campos que ela cria e através dos quais flui, e as transições que ela precisa ajustar entre esses campos.

Conforme vimos no Capítulo 2, a energia vital manifesta-se primeiramente no Centro da Testa. O fluxo geral ou pulsação de energia move-se para baixo, a partir desse centro, e para fora, a partir do âmago da coluna vertebral. O Dr. Stone chamou-a de pulsação centrífuga ou voltada para baixo. Ele define o movimento geral de energia do âmago para a forma física e, continuando a expandir-se, seus relacionamentos com o mundo.

A fase centrífuga é um padrão expansivo de movimento da fonte de energia para a forma. Em nossa estrutura física, a fonte de energia é o nosso sistema de chakras. Conforme vimos em nossa discussão sobre o Princípio da Polaridade, a energia deve retornar à sua fonte ou ser dissipada. O Dr. Stone chamou essa fase de "retorno da fase centrípeta". Nesta fase, a energia pulsa dos pés para cima e da periferia para o centro, voltando para o âmago. Assim, temos uma pulsação geral de energia da vida em padrões de expansão e retorno (veja a Figura 3.1), e toda corrente de energia sutil segue este padrão de expansão e relaxamento. Na verdade, todos os nossos relacionamentos fisiológicos também seguem esse padrão. A expansão e a contração dos pulmões e do coração, e a contração-relaxamento dos nossos músculos são exemplos simples disso. As pulsações das correntes de energia, como as correntes de Linha Longa, as correntes Espirais e a corrente Oriente-Ocidente, não são canais ou meridianos de energia, mas sim pulsações que partem do âmago para o exterior e retornam a ele, seguindo esta regra geral de expansão e retorno. Elas podem ser mais bem visualizadas como pulsações de luz de padrão ondulatório do que como deslocamento de energia através de canais.

Esse movimento geral de energia, em suas pulsações centrífuga e centrípeta, estabelece no corpo um relacionamento geral de polaridade (veja a Figura 3.2). O alto do corpo — a cabeça —, de onde brota a energia, é a parte mais positiva. A partir dos pés, onde é mais negativa e mais densa, a energia penetra na Terra. Esses relacionamentos podem ser vistos com mais clareza no Diagrama das Zonas de Polaridade" do Dr. Stone (veja a Figura 3.3), que delineia os relacionamentos gerais de polaridade no corpo. Conforme a energia continua a mover-se em sua pulsação para dentro e para fora, são estabelecidas zonas de polaridades relativas que formam o harmônico básico do corpo e os relacionamentos básicos de polaridade do fluxo de energia.

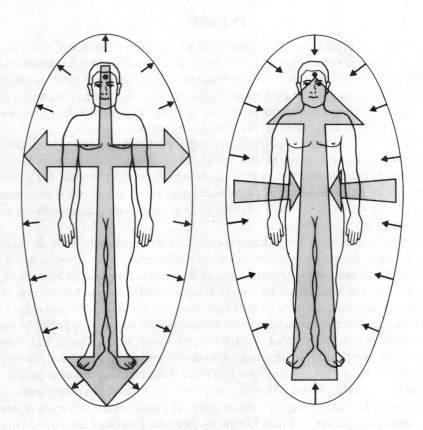

Fig. 3.1. A energia pulsa nas fases de expansão e contração

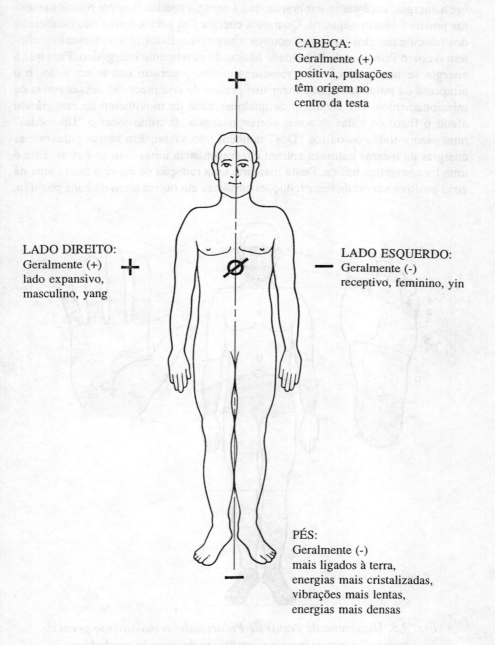

Fig. 3.2. Polaridades gerais do corpo

No Diagrama de Zonas podemos ver todos esses harmônicos. À medida que a energia pulsa através dos campos do corpo são estabelecidos relacionamentos específicos de energia. Ao pensar mais uma vez em nossa discussão anterior sobre a energia, você vai se lembrar de que a energia precisa fluir em relacionamentos positivo-neutro-negativo. Quando a energia flui para a forma são estabelecidos relacionamentos positivos, neutros e negativos. Esses relacionamentos refletem o nosso Princípio da Polaridade básico do movimento energético. Para que a energia se movimente, esses relacionamentos precisam entrar em ação, e o terapeuta da polaridade pode fazer uso prático da compreensão dessas zonas de relacionamentos. Um bloqueio de qualquer zona de movimento de energia vai afetar o fluxo de todas as zonas correspondentes. É como tocar o "Dó médio" num piano: todos os outros "Dós" também irão vibrar. Em outras palavras, as energias da mesma natureza entram em ressonância umas com as outras. Esta é uma lei energética básica. Desta maneira, uma redução de energia numa área da zona positiva vai estabelecer reduções similares em outras áreas da zona positiva.

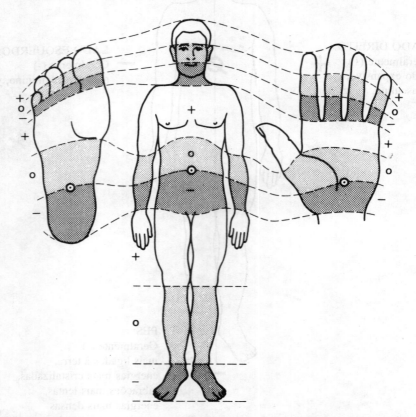

Fig. 3.3. Diagrama de Zonas de Polaridade: o movimento geral de pulsações expansivas e contrativas de energia estabelece zonas de polaridade relativa.

O profissional pode seguir os bloqueios e desequilíbrios por intermédio dessas zonas de ressonância e ajudar a restaurar um movimento mais fluente de energia através de seus relacionamentos de polaridade. Veremos que isso se torna muito mais complexo quando analisarmos os padrões de energia dos Cinco Elementos.

Os Campos Energéticos e as Transições

Conforme sabemos, a partir do Princípio da Polaridade a energia precisa de campos por onde possa fluir. O Dr. Stone chamou esses campos básicos do corpo de "campos ovais", e eu agora gostaria de estudá-los em maior profundidade. Os relacionamentos positivo-neutro-negativo de energia precisam ser sustentados pelos campos que tornam possível a existência desses padrões. A eletricidade precisa de um campo pelo qual possa fluir e que pode ser qualquer coisa por onde ela consiga passar. Pode ser um fio de cobre, a água ou qualquer outro campo apropriado. No sistema de energia do corpo, esses campos apropriados são os

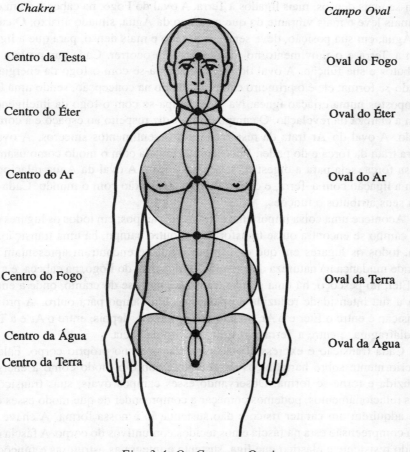

Fig. 3.4. Os Campos Ovais

campos ovais, que surgem em torno de cada chakra. Conforme você se lembra, existem seis chakras e cinco campos ovais. Os cinco campos também definem, em termos gerais, as cinco cavidades do corpo físico: a oval do Fogo está relacionada com a cabeça; a oval do Éter, com o pescoço; a oval do Ar, com o peito; a oval da Terra, com a cavidade abdominal; e a oval da Água, com a bacia. A oval do Fogo relaciona-se com o Centro do Olho; a oval do Éter, com o Centro da Garganta; a oval do Ar, com o Centro do Coração; a oval da Terra, com o Centro do Umbigo, e a oval da Água, com os centros da Bacia. Assim, temos um quadro de todos os chakras e dos campos que os rodeiam (veja a Figura 3.4).

Como vimos, cada campo oval manifesta um diferente tipo de energia. O campo em torno do Centro do Olho tem uma vibração energética diferente do campo que circunda os centros da Água e da Terra. A sua cabeça tem uma natureza diferente da sua bacia. Elas são partes diferentes do corpo, com diferentes tipos de sensação e de vibração energética. Cada campo dá o tom da parte do corpo à qual ele serve de base. Conforme descemos pelo corpo, os campos tornam-se mais densos, mais ligados à Terra. A oval do Fogo, na cabeça, é um campo mais leve e mais vibrante do que o campo da Água, situado abaixo. O campo da Água, em sua posição, deve ser mais pesado e mais denso, para que a ligação com a Terra e o movimento no mundo possam ocorrer. Cada campo tem seus atributos e sua função. A oval do Fogo relaciona-se com o fogo da energia tornando-se forma; ele é o primeiro campo formado na concepção, sendo uma fusão de opostos numa criação ígnea. Na vida, ocupa-se com o fogo da inteligência e com a clareza da revelação. O campo do Éter diz respeito ao espaço e à comunicação. A oval do Ar trata da respiração e dos sentimentos sinceros. A oval da Terra trata da força e do poder. Ela está relacionada com o modo como usamos a nossa força, seja para a digestão, seja para a ação. A oval da Água relaciona-se com a ligação com a Terra, e com o fluxo e a conexão com o mundo. Cada uma tem seus atributos e funções.

Acontece uma coisa importante entre esses campos: em todos os lugares onde um campo se encontra ou se transforma em outro campo, há uma transição. Assim, todos os lugares em que os campos ovais se encontram apresentam uma grande mudança na natureza da energia. Entre a oval do Fogo, na cabeça, e a oval do Éter, no pescoço, há uma grande transição, na base do crânio, onde a energia tem a sua intensidade reduzida ao passar de um campo para outro. A próxima transição é entre o Éter e o Ar, no alto dos ombros e, depois, entre o Ar e a Terra, no diafragma, e entre a Terra e a Água, no alto da bacia.

Cada transição é expressa como uma transição no próprio corpo. Falamos anteriormente sobre harmônicos de energia e sobre o modo como a energia é reduzida e torna-se forma. Observando esses campos ovais, suas transições e seus relacionamentos, podemos começar a compreender de que modo esses campos adquirem um caráter físico e dão sustentação à nossa forma. A chave para esta compreensão está na fáscia e nos tecidos conjuntivos do corpo. A fáscia é um tecido resistente e elástico que liga, sustenta e integra as estruturas e funções do corpo. Ela envolve todos os músculos, órgãos e vasos do corpo, mantendo-os separados e permitindo que se relacionem uns com os outros. O tecido conjuntivo faz a ligação entre os ossos e entre os músculos e os ossos. Ele liga as diversas partes do corpo e envolve e proporciona sustentação aos sistemas funcionais do organismo, circundando as bainhas nervosas, os órgãos digestivos e os vasos sangüíneos.

O interessante em relação à fáscia e ao tecido conjuntivo é que eles são contínuos. Não se pode dizer onde começa uma parte e termina a outra. A fáscia é uma bainha que envolve todas as coisas e é contínua, da ponta dos artelhos até o topo da cabeça. No nível físico, ela promove a integração das funções corporais. Uma redução ou desequilíbrio numa área é transferido para outra área, por intermédio desse tecido contínuo. Por isso, a tensão na bacia pode ser transferida para o diafragma e, depois, para os ombros e o pescoço. O conhecimento dessas relações físicas e energéticas torna-se uma técnica importante no processo de cura e manutenção da saúde.

Os campos ovais energéticos tomam forma por meio dos tecidos conjuntivos. Os padrões da fáscia de uma área são determinados por esses campos de energia. O campo oval da cabeça manifesta-se por meio das membranas durais do crânio. Quando o campo de energia da cabeça contrai-se ou é reduzido, o campo da fáscia, que se manifesta na forma de membranas durais, também se constringe e fica desequilibrado. Isso tem importantes implicações para todo o corpo, as quais serão discutidas num capítulo posterior sobre os ritmos e os relacionamentos de polaridade existentes no crânio.

A transição entre a oval do Fogo, na cabeça, e a oval do Éter, no pescoço, é formada pela base do crânio e pela mandíbula. É comum o acúmulo de tensão nos locais de transição, e tenho a certeza de que muitos de vocês já experimentaram rigidez e tensão na base do crânio e na mandíbula. Essas áreas também produzem reflexos na bacia e no sacro, conforme veremos em outra ocasião. O importante aqui é que um local de transição de energia — neste caso a interface entre as ovais do Fogo e do Éter — transforma-se num local de transição também no corpo. Aqui os tecidos conjuntivos e as ligações entre as músculos encontram-se e formam um padrão de tecido físico que reflete o local da transição de energia.

Na base do pescoço, onde a oval do Éter encontra a oval do Ar, forma-se um outro local de transição física. Nesta área os tecidos conjuntivos ligam-se à clavícula e à omoplata para formar a cavidade do tórax, e ocorre uma ligação transversal entre as fáscias. Nesses locais de transição, a energia deve abrir seu caminho através de grandes etapas de redução. Os desequilíbrios nos próprios campos ou nos relacionamentos entre os campos podem se manifestar na forma de desequilíbrios ou reduções que se concentram nessas transições.

A transição entre a oval do Ar, no peito, e a oval da Terra, no abdômen, é o diafragma respiratório. O diafragma é o principal músculo envolvido na respiração e, obviamente, uma área importante para os padrões corporais e processos emocionais. Entre o campo abdominal e a bacia acha-se uma faixa de fáscia que forma invaginações e bolsas para os órgãos pélvicos. Na parte inferior da bacia encontra-se a última faixa importante de fáscia, o assoalho perineal, que é a base da bacia. Ele é constituído por músculos e pela fáscia, formando uma faixa contínua entre o sacro, atrás, e o osso pubiano, na frente, e tem grande importância energética e estrutural. Muitos padrões de energia e de estrutura refletem-se aqui.

É essencial compreender que a energia está por trás da forma física. Vemos aqui um processo em que os campos ovais de energia são refletidos no corpo por campos de tecido conjuntivo, sendo através desses campos que os desequilíbrios energéticos se transformam em desequilíbrios físicos.

O Dr. Stone certa vez escreveu que "tudo está nos tecidos conjuntivos". Nossos pensamentos, sentimentos e processos físicos tornam-se manifestos nos padrões fasciais do corpo, e esses processos condicionados podem se manifestar na forma de tensão, limitações e doença. Portanto, para cada campo de energia há um campo físico harmônico. Os campos ovais formam campos que permitem a passagem de outras energias. Além disso, a fáscia também forma campos para que outras coisas aconteçam dentro deles, mantém unidas todas as partes do corpo e cria campos estruturais e de movimento onde são desempenhadas as funções corporais.

Voltando à nossa discussão sobre as transições, o fato é que as transições entre os campos permite a ocorrência de movimento entre esses campos. Esses são locais de transição e de transferência de movimento. Se as transições forem restringidas, os movimentos também o serão. Todo campo oval é também um campo de fáscia, e na borda de todo campo de fáscia há uma grande transição do corpo. É aí que os padrões das fáscias se juntam e se ligam à estrutura do corpo. É aí que os campos se encontram. (Veja a Figura 3.5.)

Essas transições são muito importantes. Quando o relacionamento entre os dois campos fica desequilibrado, a transição entre eles é pressionada. Conseqüentemente, vemos que em todo local onde existe uma transição entre os campos de energia há um relacionamento físico que expressa essa transição. Suponhamos que a pessoa receba um choque emocional e que o seu Centro do Coração pare de trabalhar. O campo oval em torno dele tenderá a se contrair, e o mesmo vai acontecer com a fáscia relacionada com esse campo. Acontecendo isso, as áreas de transição dos ombros e do diafragma são pressionadas e também se contraem para proteger o coração contra uma dor ulterior. O diafragma restringe a respiração e puxa a fáscia pélvica para cima. A bacia é envolvida e aparece tensão nas regiões púbica e sacral. O Fogo pode ser tomado pela cólera por causa da dor no coração. A fáscia abdominal reage, especialmente em torno do plexo solar, e exerce mais pressão sobre o diafragma. Os campos das fáscias reagem; os ombros são puxados para a frente, o peito prostra-se, a cabeça cai e a fáscia cervical é envolvida. Isso é transferido para as membranas espinais, para o tubo dural e para as membranas cranianas. O resultado é todo um padrão corporal que teve início com um choque emocional e com uma contração energética. Lembre-se de que a forma segue a energia e os nossos pensamentos, sentimentos e forma física não são separados.

Os cinco campos ovais apresentam três dimensões e são ao mesmo tempo sensoriais e motores. São campos motores na medida em que permitem que outras energias se movimentem através deles, tornando possível o movimento para

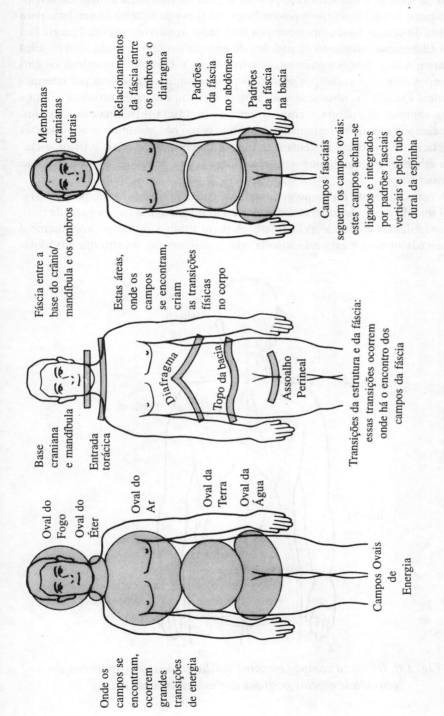

Fig. 3.5. Campos e Transições

dentro do mundo, e são sensoriais porque se relacionam com a tonicidade sensorial da parte frontal do corpo e possibilitam um fluxo de retorno da periferia para o chakra do centro. Esses cinco campos sustentam os movimentos de energia dos Cinco Elementos, enquanto os padrões de energia surgem de cada chakra. Eles sustentam nossas funções emocionais e fisiológicas. Gosto de considerar os cinco campos ovais como campos sensoriais porque sentimos as coisas por intermédio deles. Quando os nossos sentimentos se fecham, o mesmo acontece com os nossos campos de energia e com os campos de fáscia relacionados com eles. Esses campos são muito responsivos ao modo como nos sentimos, e as pulsações energéticas dessas ovais sustentam as nossas funções emocionais e fisiológicas. Todos sabemos que aquilo que sentimos e o que temos dentro de nós manifesta-se em nosso corpo.

A parte da frente do corpo geralmente é considerada sensorial, pois encaramos o mundo de frente: nossas sensações estão relacionadas com a parte da frente e assimilamos o mundo pela frente. A parte traseira do corpo geralmente é considerada motora e está relacionada com a sustentação, a estrutura e o movi-

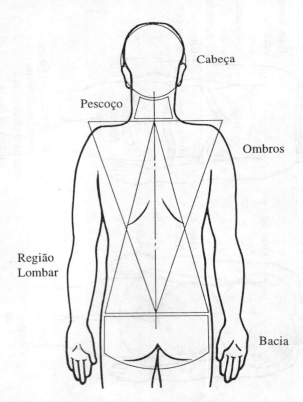

Fig. 3.6. Os cinco campos motores estabelecidos pelos padrões de gravidade e pelos padrões dos músculos e da fáscia

mento. Os campos da parte traseira do corpo dão sustentação aos movimentos e possibilitam a sua ocorrência. Minha capacidade de curvar a espinha e de flexionar e movimentar meus braços e pernas está relacionada com o que estiver acontecendo atrás de mim. Os campos das costas apóiam-se na bacia e, acima dela, formam um padrão de triângulos invertidos. O pescoço apóia-se no triângulo superior e a cabeça apóia-se no pescoço. (Veja a Figura 3.6.)

Desse modo, temos cinco campos de função física e energética que ligam a cabeça, o pescoço e os ombros à bacia, localizada abaixo, e que estão por trás da mobilidade e da ação muscular. O triângulo inferior apóia-se no sacro e, portanto, quando as articulações do sacro e dos quadris entram em equilíbrio, todas as coisas situadas acima também tendem a se equilibrar. O Dr. Stone destacou isso em seu trabalho de balanceamento estrutural. Se houver uma torção no sacro, o triângulo localizado acima dele deve fazer a compensação.

A natureza desses campos motores é muito diferente daquela dos campos ovais sensoriais da frente do corpo. Eles estão relacionados com o equilíbrio, a sustentação e o movimento, e essas funções são refletidas pelos planos da fáscia, que sobem e descem e vão de uma extremidade até a outra. Os músculos *trapezius* e *latissimus dorsi* refletem fisicamente esses padrões. Apesar de estarem relacionados com a estrutura, eles não estão separados dos campos sensoriais situados na parte da frente do corpo e dão apoio ao funcionamento dos campos sensoriais. Se você fechar o seu coração, é muito provável que, por trás disso, haja uma resposta motora. Os ombros talvez fiquem tensos e os tecidos poderão engrossar em resposta à contração dos campos sensoriais. O campo motor irá se contrair para ajudar a controlar sentimentos e ações. Uma grande dor poderá se transformar numa grande raiva. Talvez seja inconveniente expressar essa raiva na ocasião ou, quem sabe, seja demasiado perigoso expressá-la. Músculos retesados e sentimentos amortecidos nos ombros e na parte superior das costas podem ajudar a controlar a raiva.

Um sentimento refreado desastradamente pode dar origem a limitações motoras. Ocorre primeiramente um desequilíbrio energético e, depois, a resposta física se traduz na estrutura do corpo, produzindo um desequilíbrio estrutural. Um desequilíbrio em alguma parte resulta numa compensação em alguma outra parte. O campo energético da bacia se contrai quando o chakra da Água se fecha devido ao medo de um ataque sexual; isso faz o campo oval da bacia contrair-se, ocorre um desequilíbrio no sacro, e a espinha precisa fazer uma compensação para manter a postura ereta. As vértebras cervicais são afetadas, a base do crânio se distorce e, uma vez mais, é produzido um padrão de desequilíbrio e compensação que afeta todo o corpo. O bloqueio sensorial toma um caráter motor. Os sentimentos ficam congelados, cristalizados na forma. O terapeuta da polaridade trabalha com esses relacionamentos sensoriais e motores com uma compreensão profunda e integrada de toda a pessoa. No próximo capítulo vamos começar a estudar os padrões de energia que se deslocam através desses campos motores e sensoriais — os padrões dos Cinco Elementos.

CAPÍTULO QUATRO

Os Cinco Elementos: A Mente em Manifestação

Mente é Consciência; Prana é Vida. Estas duas forças devem ser compreendidas em toda terapia racional.

Nos últimos capítulos, vimos como a energia se desloca da fonte para formar o sistema energético sutil do homem. Esse movimento universal se reflete em nosso sistema de energia interna. Os seis centros chakras são um reflexo de um movimento maior de energia dentro do universo como um todo. Recentemente, com a microscopia eletrônica, descobriu-se que os padrões helicoidais da molécula básica de DNA cruzam-se seis vezes: vemos o padrão universal expressar-se até mesmo na sua fase física mais sutil.

Neste capítulo, vamos analisar com mais detalhes os Cinco Elementos em termos de processo de energia. Os nossos pensamentos, emoções e relacionamentos corporais constituem uma expressão desse processo. As relações entre os Cinco Elementos manifestam a energia subjacente aos nossos estados mentais, físicos e emocionais. Conforme iremos ver, todos eles são fluxos de energia em relacionamentos dinâmicos. Todos esses padrões sobrepõem-se, intermesclam-se e interagem num movimento dinâmico. À medida que as energias vão sendo reduzidas nos diversos centros de chakras, as qualidades energéticas e a percepção se contraem e diminuem. Produz-se um tipo de estrutura em camadas, onde certos padrões são mais expansivos e abrangentes do que outros. Desta forma, aquilo que o elemento Ar engloba é maior do que o conjunto total, por exemplo, do elemento Água e de seus relacionamentos. Todavia, o elemento Água é fundamental para um sistema energético saudável e harmonioso, e bloqueios e desequilíbrios em qualquer "camada da cebola" vão afetar *toda* a matriz. Essa confluência entre os elementos é a "essência" da vida e o domínio mais importante para a atuação da Terapia da Polaridade. (Veja a Figura 4.1.)

O Dr. Stone baseou seu sistema de cura numa profunda compreensão teórica das relações entre os cinco elementos. Ele usou como modelo o sistema de elementos ayurvédico, que lhe proporcionou uma clara compreensão das ramificações físicas e psicológicas da energia desequilibrada e uma clara apresentação da

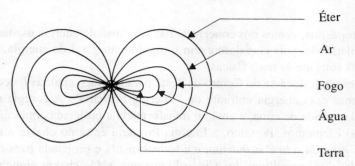

Fig. 4.1. A Configuração dos Cinco Elementos: cada camada torna-se cada vez mais contraída em percepção, vibração energética e expressão; cada camada externa engloba e inclui uma parte maior do todo

dinâmica envolvida. Como os Cinco Elementos são nomes dados aos tipos de energia que surgem de cada chakra, e como essas energias regem a anatomia e a fisiologia do corpo e são também expressões dos atributos da consciência, eles têm enorme importância para a compreensão da saúde e da doença. Os tipos de consciência e de comportamento de um indivíduo são reflexos desse fluxo.

Vamos examinar primeiramente todo o processo através do qual energias mais sutis passam por diversas fases de redução para se tornarem cada vez mais físicas. O Dr. Stone trabalhou com três grandes fases de energia nesse movimento: os padrões sutis dos cinco elementos que surgem diretamente a partir do sistema de energia do nosso âmago; as modalidades reduzidas desses padrões, encontradas no sistema nervoso; e o tipo mais condensado de energia, o corpo físico, na forma de seus músculos e estrutura óssea.

Neste processo existem outras fases de energia que podem afetar o sistema energético. Os chineses, por exemplo, preferem concentrar seu sistema de acupuntura nos meridianos ou *ching*, como eles são chamados. Eles são canais sutis de energia que passam pelos principais órgãos e têm várias funções específicas. Eles são uma forma densa de *chi* que pode estar contida dentro de canais sutis. As energias mais sutis, porém, são pulsações e "correntes" que não podem estar contidas nem mesmo nos canais sutis. Os meridianos são um tipo de "região intermediária", em que as energias podem ser afetadas de maneira bastante direta com a utilização de agulhas e de outros métodos. Elas constituem uma forma mais densa de energia, mas o *chi* existente dentro desses canais ainda é muito sutil comparado com a estrutura física.

Os chineses também conheceram as pulsações de energia mais sutis, que o Dr. Stone chamou de "Anatomia Sem-Fio do Homem". Para atuar sobre essas energias, eles se concentraram naquilo que chamaram de três *Tan Tiens* ou "campos de elixir" — e nas suas pulsações ondulatórias. Elas localizam-se no Centro da Testa, no Centro do Ar e do Coração, e no Centro da Água ou Centro Generativo. Os chineses desenvolveram vários poderosos processos e exercícios de meditação para influenciar essas sutis pulsações do chi, que geralmente são chamados de exercícios *Chi Kung* ou "boas influências sobre as energias vitais". Para os nossos propósitos, vamos nos concentrar nas três fases de energia usadas na terapia da polaridade, pois elas descrevem o movimento geral de energia, desde as fases mais sutis até as mais físicas.

A energia desloca-se do Centro da Testa para os cinco chakras físicos. Podemos chamar essa energia entrante de "Energia Primária". A energia entra em cada chakra vinda de cima, e então é transformada e projetada como um padrão dos Cinco Elementos. Portanto, a Energia Primária entra no chakra através das correntes *pingala*, *ida* e *sushumna*, e é transformada e projetada para o exterior como pulsações específicas dos Cinco Elementos. Cada chakra emite ondas de vibrações específicas, em relacionamentos dinâmicos que se combinam para formar a esfera de energia dos Cinco Elementos, às vezes chamada de "corpo etéreo". Esses padrões, por sua vez, têm suas vibrações e pulsações reduzidas e se expressam por intermédio do sistema nervoso. As energias do sistema nervoso conduzem a energia dos Cinco Elementos para a forma física e podem ser vistas como um terreno intermediário, onde fluxos de energia sutis tornam-se físicos, e desequilíbrios sutis assumem a forma física. (Veja a Figura 4.2.) No restante deste capítulo vamos investigar a fase mais formativa desse processo energético, pelos relacionamentos entre os Cinco Elementos.

A Origem da Energia

De acordo com o que vimos, o movimento geral de energia no homem e no universo como um todo é regido pelas três *Gunas*: as fases satívica, rajásica e tamásica do movimento. Toda energia desloca-se através dessas fases de relacionamentos neutros, positivos e negativos. As Gunas, como princípios de movimento de energia, delineiam o seu fluxo. Os Cinco Elementos, como expressões da natureza desse movimento, definem a sua progressão. As Gunas representam o movimento de energia através de seus pólos positivo e negativo. Os Elementos são uma expressão desse movimento em seus padrões específicos. Os Cinco Elementos delineiam a natureza, os padrões de energia e a esfera de influência de cada chakra. Cada elemento define e expressa uma "esfera" de consciência, um padrão de energia e uma função corporal. Em cada etapa de redução existem diferenças correspondentes na natureza e na intensidade de cada esfera de energia. O primeiro centro, o Centro Etéreo, é o mais sutil; o último centro, o Centro da Terra, é o mais denso. Todos os cinco tipos de energia são encontrados em todas as partes do corpo, mas cada um predomina em sua própria esfera de atividade psicológica e fisiológica. Quanto mais baixo o chakra, mais restrito o atributo da consciência e mais lenta a vibração da energia. O Centro da Testa é o mais expansivo e tem o potencial para uma percepção mais abrangente. O Centro da Terra é o menos abrangente e o mais restrito, e opera dentro de uma limitada gama de expressão. Como iremos ver, contudo, ele é tão importante e tão vital como qualquer outro centro.

Pode-se considerar que os elementos definem um movimento de energia que cria um ciclo. Uma fase centrífuga, voltada para fora, flui do Éter para a Terra, e

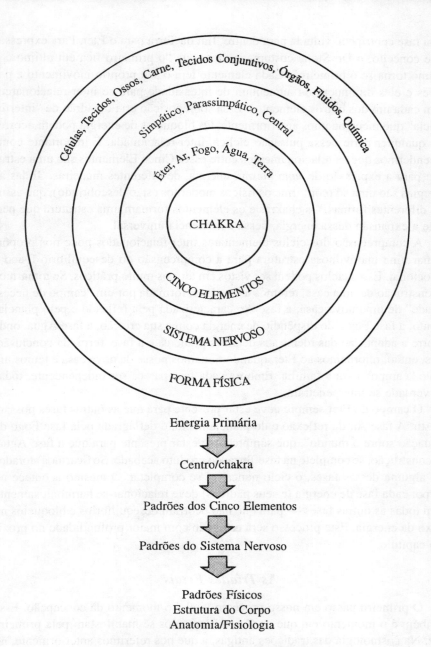

Fig. 4.2. Dinâmica básica de energia: energia primária pulsando através de suas camadas para chegar à forma

uma fase centrípeta, voltada para dentro, flui da Terra para o Éter. Para expressar esse conceito, o Dr. Stone costumava dizer que "o primeiro fica em último e o último torna-se o primeiro". Cada elemento tem o seu próprio movimento e padrões e eles diminuem ou aumentam de intensidade para se inter-relacionarem com cada um dos outros elementos. Essa sobreposição cria o padrão de "interferência" que mencionamos anteriormente. Os bloqueios de energia podem ocorrer em qualquer parte dessa pulsação cíclica, inter-relacionada. É importante compreendermos que os relacionamentos entre esses Cinco Elementos são uma estrutura para a expressão de *uma mesma* energia, de diferentes maneiras. Todas as energias são uma só (conforme os físicos modernos estão descobrindo), que assume diferentes formas. Os chakras e os elementos formam uma estrutura que permite a expansão dessa energia, dessa consciência universal.

A compreensão dos ciclos elementares inter-relacionados pode nos proporcionar uma maravilhosa estrutura para a compreensão do desequilíbrio físico e emocional. Esses ciclos podem ser vistos em termos muito práticos. Se tomarmos a construção de uma casa, teremos a fase Éter, formada por um "campo de necessidade" de uma nova casa; a fase Ar, caracterizada pela reflexão e pelo planejamento; a fase Fogo, do dispêndio de energia com a sua criação; a fase Água, onde ocorre a adaptação das idéias aos detalhes práticos, e a fase Terra, da conclusão. Nós, então, retornamos ao Éter, quando tomamos posse da nova casa e temos um novo "campo" para a família. Embora cada fase pareça ser independente, todas na verdade se interpenetram.

O campo do Éter sempre deve estar presente para que as outras fases possam existir. A fase Ar, da reflexão e do planejamento, é deflagrada pela fase Fogo da "atuação sobre o mundo", que sempre deve estar presente para que a fase Água, da construção, se complete na fase Terra, do produto acabado. Se ficarmos atolados em alguma dessas fases, o ciclo nunca irá se completar. O mesmo acontece no corpo: cada fase de energia (e seus padrões) deve relacionar-se harmoniosamente com todas as outras fases — para que não ocorram desequilíbrios e bloqueios no fluxo da energia. Este processo será estudado com maior profundidade no próximo capítulo.

As Tríades Fetais

O primeiro passo em nosso processo vital é o momento da concepção. Esse também é o momento em que os Cinco Elementos se manifestam pela primeira vez. Na cosmologia das tradições antigas, a que nos referimos anteriormente, no momento da concepção é preciso que três coisas se juntem para formar o novo feto. São elas: o esperma, o óvulo e a alma ou consciência do ser que acabou de ser formado. Isso volta a refletir o princípio da polaridade do fluxo da energia e do movimento das Gunas através de pólos positivos, negativos e neutros. O esperma é considerado o pólo masculino, positivo; o óvulo é o pólo negativo ou feminino; e a alma é o pólo neutro, que apresenta uma ressonância mais profunda com a fonte. Quando isso ocorre, há uma grande fusão de energia e os padrões energéticos sutis do feto começam a se formar.

Este é um processo em que as próprias fases formativas da energia entremesclam-se para criar o sutil "holograma" de energia para a forma física. No centro dessa matriz de desenvolvimento aparecem os chakras, surgindo dos fluxos dinâmicos de energia das pulsações energéticas dos Cinco Elementos e operando através de tríades de relacionamentos. Não obstante existirem muitos relacionamentos para cada elemento, as tríades mais básicas e formativas são aquelas que surgem dessa combinação primordial e que são chamadas de "tríades fetais".

Conforme descrevemos anteriormente, toda energia se move nos três relacionamentos formados pelas fases positiva, negativa e neutra. Esses relacionamentos estabelecem "tríades" energéticas e corporais (pólos) para cada elemento e ocorrem na fase de concepção, entremesclam-se e sobrepõem-se para estabelecer a matriz sutil que possibilita a formação do corpo físico. Esses relacionamentos são primorosamente apresentados no "Diagrama Fetal" do Dr. Stone, desenhado na Figura 4.3.

O importante aqui é que as várias tríades dos elementos são expressões dos relacionamentos interpenetrantes que pulsam como *um* processo. O Éter é o elemento básico que permite que os quatro elementos ativos — Ar, Fogo, Água e Terra — constituam os seus relacionamentos. Essa combinação de elementos e relacionamentos é na verdade um processo de movimentação de energia vital através de suas várias fases. Os Elementos são os aspectos pelos quais esta energia universal passa por suas várias fases de eflúvio, vapor d'água, líquido, gelo,

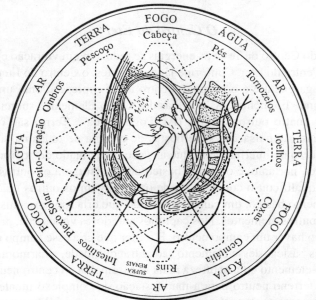

Fig. 4.3. O Diagrama Fetal mostra o entremesclamento dos quatro elementos ativos para criar os relacionamentos básicos de energia do corpo físico

etc. Cada fase parece ser muito diferente e distinta e, apesar disso, trata-se da mesma energia ocorrendo em seus diferentes estados. Examinemos agora essas fases com maiores detalhes e comecemos pelo Centro da Testa, pois a energia pulsa a partir daí para formar a anatomia sutil do homem.

O Centro da Testa

Conforme descrevemos no último capítulo, a energia movimenta-se desde os campos sutis do Centro da Testa, que é o primeiro "chakra" ou centro de energia do sistema da "anatomia sem-fio". Este centro é usado em muitas tradições espirituais como uma "porta de entrada" para os níveis superiores da consciência e como uma nova conexão com a nossa Fonte Primordial. No taoísmo, esse é o domínio do espírito puro; no hinduísmo, ele é a sede da alma; e em algumas formas do budismo mahayana, é o centro de energia mais elevado e a sede do saber intuitivo, da lucidez e da visão interior. Ele é o centro de energia que está mais próximo da fonte e o mais abrangente de todos os centros. É também o pivô entre a forma física e os domínios sutis da energia, e um "local" em que temos um pé de cada lado da porta. Podemos usar essa porta como uma via de entrada para cultivar as energias mais sutis e conscientes e, assim, seguir a atração receptiva até a fonte, ou podemos seguir as nossas energias até o outro lado da porta e mergulhar em nossos padrões de hábitos e condicionamentos, aprisionados no mundo particular do nosso ego. As nossas energias físicas emergem desse centro e é nele que se expressa o primeiro dos cinco chakras elementares. (Veja a Figura 4.4.)

O Centro do Éter

A partir do Centro da Testa as energias se reduzem em vibração e intensidade para criar o Centro do Éter. Conforme já vimos antes, o Centro do Éter localiza-se na região da garganta e é o primeiro centro a ser expresso como um relacionamento dos Cinco Elementos. As energias dos Cinco Elementos surgem do Centro do Éter e os quatro outros centros (Ar, Fogo, Água e Terra) são os redutores dessas energias. As pulsações superpostas de energia de todos os cinco centros formam o padrão de interferências que às vezes é chamado de "corpo etéreo". O Centro do Éter, portanto, é o campo básico do qual surgem os outros elementos. O Dr. Stone qualificou-o como "o rio de onde surgem os outros quatro rios". O Éter é o elemento básico, um campo unificado que cria espaços sutis para o movimento dos outros elementos. Nos capítulos anteriores vimos que, para a energia fluir, é preciso haver um campo neutro. É o Éter que cria esse campo neutro sutil. As qualidades básicas desse elemento são: a tranqüilidade, a harmonia e o equilíbrio. Este é o elemento cuja natureza mais se assemelha ao centro neutro da fonte e constitui o terreno neutro para a manifestação do complexo mente-corpo. Ele não é um elemento motor, mas sim um campo que possibilita o movimento e, dessa maneira, não apresenta nenhuma tríade de polaridade. Os outros elementos têm tríades de relacionamentos específicos que são definidas por seus pólos de

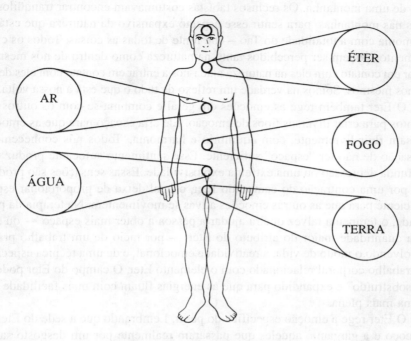

Fig. 4.4. Chakras e Elementos

movimento positivo, neutro e negativo. Com o Éter isso não acontece, pois ele é o campo neutro pelo qual os outros elementos se deslocam. As tríades são relacionamentos de movimentos de energia e o Éter é o atributo de serenidade no âmago desse movimento.

Cada elemento tem atributos que se relacionam com os diversos tipos de consciência. Eles podem ser concebidos como uma estrutura tríplice e, assim, cada elemento rege determinados atributos da mente, das emoções e da expressão física. O Éter rege os atributos da mente que se relacionam com a tranqüilidade, a paz e a imobilidade. Diz-se que quando uma pessoa está na presença de um grande Mestre Espiritual, sua mente volta-se para esses atributos; assim, em muitas tradições é importante estar na presença do professor para sentir a transmissão desse sutil atributo mental. Quando a nossa mente está em silêncio e os pensamentos errantes acham-se quietos, podemos então realmente ver, ouvir e sentir as verdades interiores. O campo do Elemento Éter é o atributo da energia na forma física que reflete a harmonia e o equilíbrio da Fonte Primordial do Tao, de Nirvana e de Deus.

Esse calmo atributo também está relacionado com as sensibilidades estéticas. Grandes belezas naturais — como lindas flores, uma plácida floresta, uma pradaria ensolarada — podem ajudar-nos a entrar em contato com esse local de paz e introspecção. Todos conhecemos os atributos maravilhosamente expansivos do Éter num silencioso vale coberto de florestas, na vastidão do deserto ou no alto de uma montanha. Os reclusos taoístas costumavam encontrar tranqüilos retiros nas montanhas, para sentir esse aspecto expansivo da natureza que está em harmonia com a totalidade do Tao — ou fonte de todas as coisas. Todos os cinco elementos podem ser percebidos tanto na natureza como dentro de nós mesmos. Estar em contato com eles na natureza ajuda-nos a entrar em contato com eles dentro de nós mesmos. Somos na verdade um reflexo de tudo o que está à nossa volta.

O Éter também rege as emoções em geral e combina-se com os outros elementos para criar diversos tipos de emoção. Ele cria espaço para que as emoções possam fluir livremente, com equilíbrio e harmonia. Todos nós conhecemos a sensação de não ter "espaço" suficiente. Esse sentimento sufocante produz uma profunda depressão ou uma extrema explosividade. Essas sensações são produzidas por uma contração do campo do Éter, o qual deixa de proporcionar espaço suficiente para que as outras emoções ativas se movimentem. Na terapia da polaridade, o terapeuta talvez queira ajudar a pessoa a obter mais espaço — ou seja, uma quantidade maior do atributo do Éter — por meio de um trabalho prático envolvendo o modo de vida, a reatividade emocional, e de uma técnica específica de trabalho corporal relacionado com o elemento Éter. O campo do Éter pode ser "desobstruído" e expandido para que as energias fluam com mais facilidade e de forma mais plena.

O Éter rege a emoção específica do pesar. Lembrando que a sede do Éter é o pescoço e a garganta, aqueles que passaram realmente por um desgosto sabem que essas áreas devem estar abertas e livres de tensão para que as emoções possam fluir livremente. A repressão do sofrimento pode fazer a garganta ficar bloqueada e retesar os músculos do pescoço, podendo provocar uma contração de qualquer dos outros elementos. O pesar pode produzir uma grande purificação e ser bastante positivo no sentido existencial. Um profundo sentimento de pesar e de perda pode estar relacionado com a separação básica do nosso verdadeiro eu, da nossa verdadeira origem. O reconhecimento dessa separação pode revelar uma necessidade positiva de elevar o nosso nível de consciência, de entrar em contato com o amor que existe dentro de nós e de sentir uma verdadeira compaixão por todas as criaturas.

O Centro do Éter, na garganta (veja a Figura 4.5), é o centro de onde surgem os chakras do Ar, do Fogo, da Água e da Terra. Visto que esses padrões de energia formam a estrutura básica da personalidade, o Centro do Éter geralmente é considerado a sede do ego no corpo físico. Na tradição tibetana, o Centro da Testa é o Centro da Sabedoria, o da Garganta é o Centro do Ego e o do Coração é o Centro da Compaixão. Todos os três devem estar abertos e equilibrados para que possam surgir a compaixão, a percepção e a lucidez verdadeiras. O Centro do Éter, portanto, rege a polaridade entre o orgulho e a humildade: orgulho no sentido de amor-próprio e humildade no sentido mais positivo de receptividade, flexibilidade e da verdadeira força da modéstia no conhecimento da grande movimentação do universo, dentro e em torno de nós.

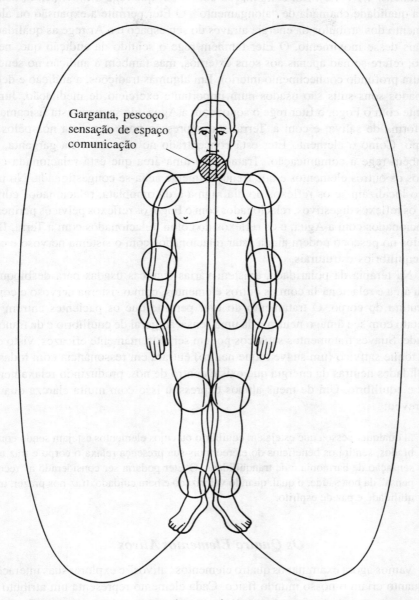

Fig. 4.5. Relacionamentos do Éter. O Éter cria o campo no qual os outros elementos podem se manifestar. São mostrados: a oval do Éter, na garganta, os subcampos em cada articulação e a corrente de Linha Longa do Éter. O Éter rege a expansividade ou os limites do nosso "espaço". Ele rege a comunicação e os nossos campos emocionais, de um modo geral.

O Éter combina-se com os outros elementos para criar vários atributos (veja as Tabelas 4.1 e 4.2). Em combinação com o Ar, que rege o movimento, ocorre uma qualidade chamada de "alongamento". O Éter permite a expansão ou alongamento dos atributos da energia através do seu espaço e o Ar rege as qualidades gerais desse movimento. O Éter também rege o sentido da audição que, neste caso, refere-se não apenas aos sons externos, mas também à audição no sentido de um profundo conhecimento interior. Em algumas tradições, a audição e determinados sons sutis são usados num importante exercício de meditação. Juntamente com o Fogo, o Éter rege o sono; com a Água, ele se manifesta fisicamente na forma de saliva; e com a Terra, sua expressão pode ser vista nos pêlos do corpo. Como o elemento Éter está concentrado no pescoço e na garganta, ele também rege a comunicação. Trata-se de uma área que está relacionada com todos os outros elementos e que freqüentemente acha-se congestionada. No pescoço localizam-se os reflexos do diafragma e da omoplata, relacionados com o Ar; os reflexos digestivos, relacionados com o Fogo; os reflexos pélvicos perineais, relacionados com a Água; e os reflexos do cólon, relacionados com a Terra. Bloqueios no pescoço podem ainda estar relacionados com o sistema nervoso e com desequilíbrios estruturais.

Na terapia da polaridade, existem várias técnicas usadas para desbloquear essa área e relacioná-la com os outros elementos, com o sistema nervoso e com a estrutura do corpo. O tratamento do Éter permite que os pacientes entrem em contato com seu âmago neutro e dá uma sensação geral de equilíbrio e de tranqüilidade. Suaves tratamentos satívicos podem ser extremamente eficazes, visto que um toque satívico (um suave toque neutro) entrará em ressonância com todas as qualidades neutras da energia que existe dentro de nós, produzindo relaxamento, paz e equilíbrio. Um de meus alunos expressou isso com muita clareza quando escreveu:

> ... qualquer pessoa que esteja em equilíbrio ou cujos elementos estejam sendo equilibrados, sentirá os benefícios do etéreo, pois sua presença relaxa o corpo e traz uma sensação de harmonia e de tranqüilidade. O Éter poderia ser considerado a "recompensa" da boa saúde, o qual, quando valorizado e bem cuidado, traz-nos prazer, tranqüilidade e paz de espírito.

Os Quatro Elementos Ativos

Vamos agora examinar os quatro elementos "ativos" e explorar suas interações enquanto criam o nosso mundo físico. Cada elemento representa um atributo do movimento, que toma forma em nossos pensamentos, em nossas emoções e em nosso corpo. Cada elemento tem vários padrões e harmônicos de energia que surgem do seu chakra. Cada elemento rege a própria esfera de padrões mentais, emocionais e corporais. Padrões e relacionamentos específicos de energia criam a estrutura pela qual expressamos nossas idéias, emoções e ações no mundo. Esses padrões de energia formam relacionamentos corporais que podem ser usados terapeuticamente. No momento da concepção surgem padrões de energia que estabelecem relacionamentos de polaridade para cada elemento. Esses relacionamentos foram chamados de "Tríades" pelo Dr. Stone, porque relacionam cada elemento aos pólos positivo, neutro e negativo no corpo (vistos na Figura 4.6). Uma compreensão dessas tríades, de suas interações e de seus reflexos, é de fundamental importância para a compreensão do processo terapêutico na terapia da polaridade.

Cada elemento também se relaciona com a energia e com o sabor dos alimentos que ingerimos. Cada elemento predomina em alimentos específicos relacionados com o estrato em que ele cresce naturalmente. Quanto mais próximo da terra, maior a predominância dos elementos densos; quanto mais afastado da terra, mais dominam os elementos mais leves e energéticos (veja a Figura 4.7). As qualidades elementares dos alimentos serão discutidas em maior profundidade no Capítulo 8.

A seguir, vamos estudar a primeira redução desde o Centro do Éter — o Centro do Ar ou do Coração e o Elemento Ar.

Ar

O elemento Ar é a primeira etapa de redução desde o Éter e, sendo o primeiro elemento "móvel" a existir, rege o movimento em geral. O ar é conhecido por seu movimento ou pela falta dele. Quando o Ar não está se movendo, ocorre a estagnação.

Visto que o Ar rege os movimentos em geral, ele se combina com os outros elementos para criar diversos tipos de movimento (veja a Tabela 4.1). A expressão do Ar no mundo é a velocidade e o movimento. É a congestão do fluxo deste tipo de energia que precede a rigidez dos processos mental e físico. Uma pessoa rígida talvez não consiga acompanhar novas idéias e abordagens. Da mesma forma, um desequilíbrio no elemento Ar poderá estar por trás de articulações rígidas e congestionadas. O ato de pensar também é um movimento, e o elemento Ar rege a atividade mental. Uma pessoa "aérea" poderá ficar presa em seus pensamentos e afastada de suas emoções e sensações corporais. O pensamento talvez predomine e uma pessoa do tipo "aéreo" geralmente pensa antes de agir. Em casos extremos, a pessoa pode ficar enredada em pensamentos, preocupações e ansiedades, sem nunca passar à ação.

O elemento Ar surge do Centro do Coração e rege os atributos do desejo relacionados com esse centro. O desejo tem duas faces: apego e aversão — desejo de atrair alguma coisa para você ou de empurrar algo para longe. Uma pessoa que tenha um coração realmente aberto está agindo a partir do pólo da ausência de desejo, o que pode ser expresso como caridade e compaixão. Neste sentido, não ter nenhum desejo não significa estagnação ou embotamento mas, ao contrário, indica um florescimento do coração e uma abertura do elemento Ar, numa expressão positiva de atenção e solicitude para com os outros seres, com os quais compartilhamos alegrias e sofrimentos.

Tabela 4.1. Quadro sinótico: Inter-relações dos Cinco Elementos

	Éter rege	Ar rege	Fogo rege	Água rege	Terra rege				
Elemento	Emoção	Movimento	Função	Líquido	Sólido	Sentido associado	Alimento	Gosto	Pulsação
Éter	Pesar	Extensão	Sono	Saliva	Cabelo	Audição			
Ar	Desejo	Velocidade	Sede	Suor	Pele	Tato	Frutas, nozes, sementes	Azedo	Semelhante a uma cobra, Rápida, irregular Fraca e indistinta Desloca-se de um lugar para o outro
Fogo	Raiva	Tremor	Fome	Urina	Vasos sangüíneos	Visão	Cereais, legumes, sementes de gergelim, semente de girassol	Amargo	Semelhante a uma rã nervosa, regular Volume elevado, como a batida de um tambor
Água	Afeto	Movimento	Renome	Sêmen (Óvulo)	Carne (Gordura)	Paladar	Vegetais verdes, pepino, melões, abóboras	Salgado	Decidida, determinada Semelhante ao quebrar de uma onda Lenta, volume completo moderado
Terra	Medo	Contração	Preguiça	Sangue	Osso	Olfato	Raízes vegetais, tubérculos, inhame, beterraba, batata, cenoura, cebola, alho, nabo	Doce	

Tabela 4.2. Quadro Sinótico: Cinco Elementos

Elementos e qualidades	Atributos e funções	Harmônicos	Centro associado	Órgãos e partes do corpo associados	Natureza e pólos da mente	Natureza e pólos da emoção	Tipo de Corpo
Éter Imobilidade Harmonia Equilíbrio Amplidão Amor universal	senso estético Neutralidade Vazio Energia do âmago	Campo neutro do pescoço Permeia o corpo Cria campo/espaço	Garganta C3-C5 Centro do espaço e da comunicação	Pescoço	Tranquilidade Paz Neutralidade Imobilidade	Rege as emoções de maneira geral Cria espaço para as emoções Ego —— Orgulho Amplidão —— Humildade Pesar	
Ar Movimento Atividade mental Atenção Pensamento	Consciência Emoções Compaixão Respiração Sentimentos sinceros Pólo racional (pensamento)	⊕ Ombros, peito, pulmões ⌀ Rins, supra-renais, cólon ⊖ Tornozelos	Coração T5-T8 Anahata Centro da compaixão	Sistema nervoso pulmões, coração rins, supra-renais cólon Articulações, circulação	Pensamentos e idéias poderão predominar, distraído, pensa antes de agir, pode ser ansioso, preocupado, instável, desligado de seus sentimentos	Desejo —— Ganância —— Aversão —— Caridade Ausência de desejo —— Compaixão	Leve, peso abaixo da média, alto, magro, pouco desenvolvido, "espichado", rijo
Fogo Inteligência Percepção Vitalidade Agilidade mental	Impulso subjacente ao movimento Compulsão Temperatura Controle O "fogo" da vida, metabolismo	⊕ Cabeça, olhos ⌀ Plexo solar ⊖ Coxas	Umbigo L2-L3 Manipura Centro da vitalidade	Órgãos da digestão, estômago, fígado, pâncreas, baço Vesícula biliar Coração Olhos	Entusiástico irritável concentrado, egocêntrico, voluntarioso, franco, direto, age sem pensar, expressa emoções rapidamente	Raiva/ ressentimento Perdão/ esquecimento	Peso moderado Musculoso sem necessidade de exercícios Bem-proporcionado Enxuto/musculoso Compleição mediana
Água Intuição Criatividade Receptividade Sustentação Potencial para a reprodução	Emoções inconscientes Pólo irracional Energia de ligação com a terra Procura o nível mais baixo	⊕ Peito, seios ⌀ Bacia, órgãos reprodutivos ⊖ Pés	Órgãos genitais, Articulação Lombo-sacral Swadhishthana centro de intuição e desvelo	Sistema reprodutor Seios Sistema linfático Glândulas de secreção Bexiga, Coração, pés	Intuitivo, sensível, paciente, mente fluida, em contato com os sentimentos, irracional inconsciente, fora do controle dos sentimentos, age intuitivamente	Afeto "Apego" Luxúria Renúncia Moderação Castidade	Moderado-corpulento Plenamente desenvolvido Dá a impressão de estar acolchoado Peso excessivo Acolchoamento na região da bacia
Terra Base Apoio Estabilidade	Campo de completamento Campo de cristalização Manifestação Final Inércia Peso Pivô Fundamental	⊕ Pescoço ⌀ Cólon ⊖ Joelhos	Anal Articulação sacro-coccígea Centro de base, Apoio	Cólon Reto Pescoço Joelhos	Mente calma e equilibrada, em contato com os sentidos físicos, pragmatismo, "pés no chão", bondade, perseverança, propenso a cair na rotina, inclinado para a inércia	Medo Coragem	Moderado-corpulento "em forma de bloco" Pescoço grosso Compleição pesada Desproporcionalmente musculoso

Centros de Energia *Relacionamentos Físicos das Tríades*

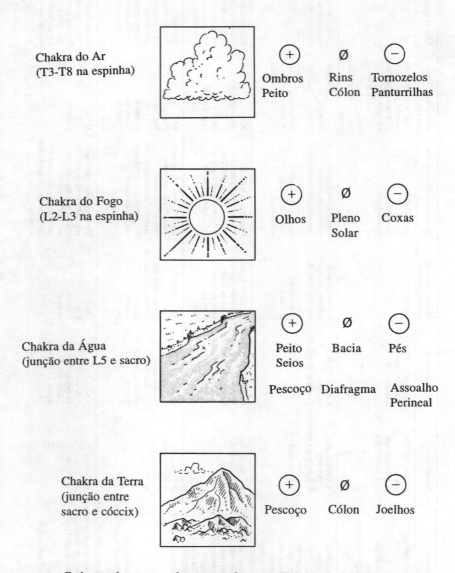

Cada um dos quatro elementos ativos tem Tríades de relacionamentos de polaridade. Elas delineiam os relacionamentos básicos de energia para cada elemento.

Fig. 4.6. Centros e Tríades

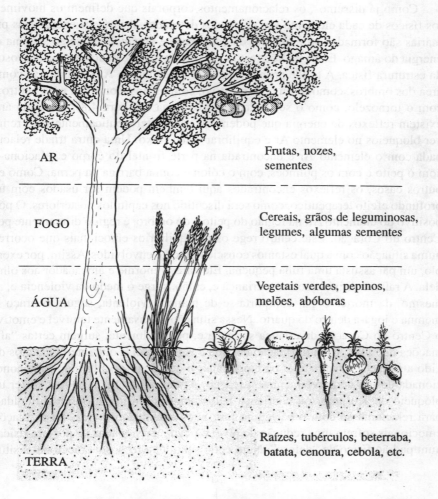

Fig. 4.7. Categorias de alimentos e os Elementos

Para entrar em contato com o elemento Ar podemos, uma vez mais, voltar nossos olhos para a natureza. Quando o vento está soprando de uma maneira constante e equilibrada, há uma sensação de frescor e de alívio. Isso reflete os processos de purificação que o elemento Ar rege em nosso corpo, tais como a remoção de excretas corporais pelos rins, pelo cólon, pelos pulmões e pela pele. Quando o ar não está se movendo, pode haver uma sensação de abafamento e de estagnação, como ocorre num dia quente de verão. O Ar também pode tornar-se turbulento e imprevisível, como acontece quando o céu está encoberto e tempestuoso. Assim, quando há excesso de elemento Ar, nossos processos de pensamento e de respostas emocionais tornam-se confusos, desorientados e impossíveis de prever. O Ar rege o *movimento* dos nossos processos de pensamento, nossa vida emocional e nossa fisiologia interna.

Como já dissemos, os relacionamentos corporais que definem os movimentos físicos de cada elemento são chamados de tríades. As tríades energéticas primárias são formadas no momento da concepção e assemelham-se ao sistema de energia do âmago. Esses padrões estão por trás da formação do sistema nervoso e da estrutura física. A tríade primária ou fetal do elemento Ar relaciona-se com a área dos ombros, como o seu pólo positivo; com os rins, como um pólo neutro; e com o tornozelo, como o seu pólo negativo (veja a Figura 4.8). Em cada área existem reflexos de energia que podem ser usados terapeuticamente para remover bloqueios no elemento Ar e equilibrar o seu fluxo. Uma outra tríade relacionada com o elemento Ar é encontrada na parte frontal do corpo e relaciona-se com o peito e com os pulmões, com o cólon e com a barriga da perna. Como em outros casos, os reflexos encontrados aqui também podem ser usados com um profundo efeito terapêutico, como será discutido nos capítulos posteriores. O pólo positivo do elemento Ar, na região do peito e do ombro, é regido diretamente pelo Centro do Coração. Este centro rege os desequilíbrios emocionais que ocorrem numa situação com a qual estamos conscientemente envolvidos. Assim, por exemplo, um pai assusta uma filha pequena. Ele parece enorme e ameaçador aos olhos dela. A raiva é dirigida contra a criança e, então, surge o medo da violência e, até mesmo, da morte. O pai comporta-se de maneira violenta, segura o braço da menina e joga-a dentro do quarto. Nessa situação intensamente temível e emotiva, o Centro do Coração da criança se fecha e, possivelmente, surgem certas "afirmações de vida". Uma afirmação de vida é alguma coisa que internalizamos devido a situações traumáticas ou emocionais e que ficam fixadas na forma condicionada de um comportamento ou reação. Assim, a garotinha poderá sofrer um bloqueio de seu amor ou confiança pelos homens em geral, ou ter dificuldade para relacionar-se com o pai numa fase mais adiantada da vida. Essas reações emocionais sofrem uma redução de nível e ficam aprisionadas na postura física e num padrão físico de "defesa". Num certo sentido, a resposta emocional à situa-

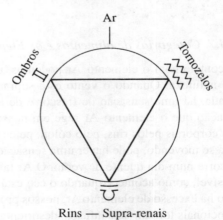

Fig. 4.8. A Tríade do Ar

ção original fica presa dentro da estrutura do corpo. A menininha talvez tenha sido obrigada a "engolir" sua raiva e tristeza devido ao medo da violência, e isso se transforma num padrão físico dentro do qual ela cresce. Eles talvez tenham sido úteis na ocasião, como um mecanismo de defesa: neste caso em particular, para prevenir violências adicionais. Generalizados para outras situações, porém, eles se tornam padrões inúteis, como acontecerá quando ela tiver de lidar com um companheiro ou com figuras masculinas investidas de autoridade. O importante aqui é observar que eles se tornam padrões *físicos* que são mantidos por padrões desequilibrados de energia em níveis mais sutis.

Quando o Centro do Coração se fecha, dar e receber amor torna-se mais difícil. Isto é visto fisicamente na forma de um diafragma contraído, ombros tensos, caixa torácica congestionada e peito prostrado. Esse padrão físico é determinado pelo fechamento *energético* do Centro do Coração. Este fator de desequilíbrio pode reverberar por todos os relacionamentos do elemento Ar e, desse modo, o pólo neutro das áreas dos rins e do cólon pode ficar energeticamente bloqueado — porque o Ar agora passa por seus relacionamentos de uma maneira desequilibrada. Podem ocorrer problemas crônicos nos rins e no cólon. As áreas dos rins e do cólon podem ser mantidas em tensão crônica, havendo a possibilidade de surgirem problemas como cálculos renais e cólon espástico. Em alguns casos, pode-se ver nessas áreas uma faixa de tensão na pele. Esses desequilíbrios podem ser vistos na forma de tensão e dor no pólo negativo do Ar, abaixo da barriga da perna e nos tornozelos, e resultam em má circulação e varicosidade. Um conceito importante aqui é o de que todos esses desequilíbrios são originalmente causados por hábitos de pensamento e de emoções que ficam presos dentro do corpo de uma forma muito específica. Esses desequilíbrios nos predispõem às doenças e podem ser tratados utilizando-se os vários reflexos da energia e os relacionamentos envolvidos (veja a Figura 4.9).

Cada elemento ativo apresenta certos tipos de corpo que tendem a surgir quando esse elemento predomina. Um corpo "aéreo" pode tornar-se excessivamente leve e magro. A pessoa "aérea" poderá ter uma aparência alta e "esticada". Ela poderá parecer insuficientemente desenvolvida e demasiado magra. Poderá haver também uma sensação de ausência de conexão entre as diversas partes do corpo. As pernas poderão dar a impressão de não pertencerem ao mesmo corpo, ou este poderá parecer estar segmentado, com uma bacia que não "combina" com o peito, como se essas duas partes viessem de corpos diferentes. Essa segmentação poderá também ser vista quando não existir conexão entre os modos de pensamento e as emoções e sensações físicas. Os movimentos das pessoas poderão parecer desconjuntados ou descoordenados quando o elemento Ar não estiver sendo equilibrado pelos outros três elementos ativos.

O elemento Ar também rege outros processos corporais específicos. Ele rege a saúde e o equilíbrio do sistema nervoso, dos pulmões, dos rins, das supra-renais, das glândulas internas, do cólon (também regido pela Terra), e a circulação do sangue, a saúde do coração e a flexibilidade das articulações. Toda atividade que é regida pelo movimento do corpo deve ter o elemento Ar fluindo harmoniosamente e de maneira equilibrada. Um dos principais movimentos físicos é o da respiração. Se pararmos de respirar durante alguns minutos, morreremos. Como este é o primeiro elemento ativo a surgir e rege os movimentos de modo geral, ele também rege esta atividade física fundamental. A energia que flui livremente — como a que existe num diafragma que se movimenta sem impedimento, em clavículas e omoplatas abertas e em relacionamentos equilibrados com os outros elementos — permite uma respiração harmoniosa.

Além desses processos corporais, o Elemento Ar, em combinação com o Fogo, controla a sede e, com a Água, rege o estado da pele. Ele também rege os principais órgãos do corpo que removem as substâncias tóxicas e os produtos de excreção. Isso inclui os rins, os cólon e a pele. Juntamente com o elemento Água, que rege o sistema linfático, com o elemento Fogo, que rege o fígado e o baço e com o elemento Terra, que também rege o cólon, ele ajuda a manter os nossos tecidos saudáveis e livres do acúmulo de substâncias tóxicas.

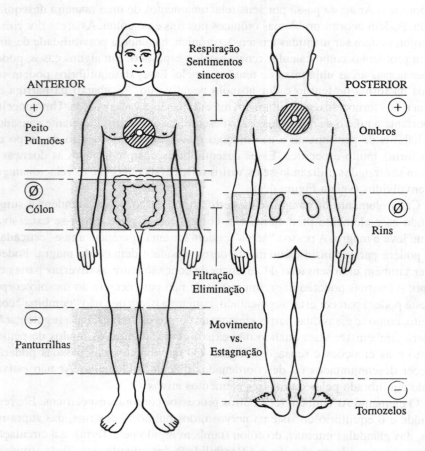

Fig. 4.9. Relacionamentos da Tríade do Ar

Os desequilíbrios no elemento Ar podem afetar qualquer sistema ou relacionamento regido por ele. Portanto, problemas nos pulmões, rins e nas articulações, juntamente com alterações na pele e problemas no sistema nervoso podem estar relacionados com o Ar. Conforme veremos nos capítulos seguinte, porém, o quadro não é assim tão claro, porque todos os elementos se sobrepõem e a congestão em qualquer sistema de órgãos pode estar relacionada com um desequilíbrio *entre* os elementos e não apenas dentro do sistema de um elemento. Dessa forma, um problema pulmonar pode ser causado principalmente pelo Ar, mas também pode estar relacionado com a Água, havendo excessiva formação de muco e retenção de fluido ou, num outro exemplo, a pele seca e o eczema podem estar relacionados com um excesso do elemento Fogo, *causando* um desequilíbrio no Ar.

Anteriormente dissemos que cada elemento relaciona-se com um determinado estrato de crescimento de alimentos. O elemento Ar é mais abundante nas frutas, castanhas e sementes que crescem no alto das árvores e que estão relacionadas com a energia mais leve e mais aérea. Os sabores que estimulam o elemento Ar no corpo são os sabores azedos, como o de ameixas verdes e de leite coalhado. Um de meus alunos resumiu com muita clareza o elemento Ar no seguinte trecho:

> A caracterização de Hamlet feita por Shakespeare poderia ser considerada uma descrição clássica de um indivíduo do "tipo Ar". Uma pessoa de iniciativa, cheia de idéias, que raciocina rápido e que se expressa com facilidade mas que, por causa da tendência do elemento Ar para se mover rapidamente em ziguezague, é alguém que, como os pássaros, pula de um lugar para o outro, começando muitas coisas mas não conseguindo levá-las a cabo ou consolidar os seus atos. A oval do ar é a do peito, envolvendo os pulmões e o coração (T5-T8). A contração desta oval, possivelmente em virtude de um trauma de infância, irá produzir um bloqueio das sensações emocionais e sensoriais. A melhoria do movimento de energia através desse centro vai acentuar os aspectos mais positivos e as qualidades associadas ao coração: compaixão, generosidade, expansão e espaço.
>
> Fisicamente, as pessoas do tipo Ar tendem a ter compleição leve, membros finos, e a serem ágeis e excitáveis, às vezes gesticulando muito e falando rápido e com grande freqüência... essa energia tende a deslocar-se para cima e isso pode refletir-se em sua estrutura corporal. Elas talvez dêem a impressão de estar "levitando", como se tivessem dificuldade para permanecer no chão.

Fogo

A próxima etapa de redução depois do Centro do Ar é o Centro do Fogo (veja a Figura 4.10). Aqui predomina o elemento Fogo e, devido à sua natureza rajásica e expansiva, ele é possivelmente o mais fácil de ser percebido em nós mesmos e nos outros. Enquanto o elemento Ar rege o movimento, o elemento Fogo rege a direção desse movimento. O elemento Fogo é o impulso expansivo positivo que está por trás do movimento, a fase rajásica e impulsiva da energia, a força propulsora que está por trás das funções corporais. O elemento Fogo é a força vital dos

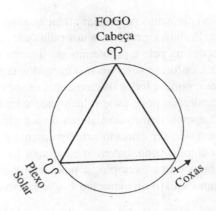

Fig. 4.10. A Tríade do Fogo

sistemas de energia do corpo. Ele proporciona o calor da cura, cuja manifestação extrema é a febre, e seu centro umbilical é a fonte da vitalidade do corpo.

O Ar rege o pensamento em geral, mas é o Fogo que direciona o seu movimento. Expressões como "um intelecto flamejante" ou "rapidez de raciocínio" expressam essa qualidade do elemento Fogo. Uma pessoa com uma forte tendência para o Fogo teria muito entusiasmo pela vida e poderia direcionar esse entusiasmo para alguma atividade. Ela poderia, contudo, ser egocêntrica e voluntariosa, e usar o poder do Fogo para manipular os outros. Embora uma personalidade do tipo Flamejante tenda a ser direta e franca, um desequilíbrio nessa tendência poderia ter como resultado uma insensibilidade em relação aos outros. O Fogo rege as disposições emocionais da raiva e do ressentimento. Uma pessoa que refreia o seu Fogo, impedindo-o de projetar-se para o mundo, talvez tenha dificuldade para satisfazer as suas necessidades e poderá dirigir essa energia Flamejante para algum ressentimento ou, então, desligar-se por completo dos sentimentos ligados ao Fogo e internalizá-los na forma de insegurança, auto-reprovação, depressão e incapacidade. Uma pessoa que usa o seu Fogo de uma maneira desequilibrada pode ser excessivamente ambiciosa, manipuladora e emocional, ou fisicamente violenta. Uma pessoa com um elemento Fogo forte e equilibrado teria boas reservas de energia vital, mente lúcida, propósitos claros e bem-definidos e um intelecto perspicaz, dotado da capacidade de resolver uma situação confusa e tumultuada.

A ocultação de emoções relacionadas com o Fogo, como a raiva, a aversão e o ressentimento, é muito comum na nossa sociedade. Esses sentimentos podem acabar se manifestando indiretamente, através de observações desairosas, de negatividade e de afirmações ou atos lesivos. Essa tendência oculta negativa muitas vezes não é admitida, e a pessoa pode até mesmo compensá-la com "boas" ações — como atos caridosos e ideais elevados. Todavia, se a negatividade do Fogo não for reconhecida e controlada, até mesmo essas atividades serão contaminadas pelo seu poder. Uma vez admitida, a energia da negatividade poderá ser eliminada por meio de atos positivos, através do perdão e de uma ação afirmativa.

A qualidade do Fogo pode ser vista muito claramente na natureza. O calor do Sol é necessário para a existência da vida (assim como as qualidades de todos os alimentos em sua esfera). Todos nos aproximamos de uma lareira num dia frio de inverno e nos expomos ao Sol de verão para nos recarregarmos e nos revitalizarmos. Fogo em excesso, porém, pode ressecar e queimar, e o amargor e a queimação do excesso de bile em nosso sistema digestivo pode ser uma expressão disso. O Fogo pode irromper explosivamente, como numa erupção vulcânica. Conquanto você possa refrear o seu Fogo durante muito tempo, cedo ou tarde ele poderá irromper com extrema violência, nas situações mais improváveis. Quando flui de uma maneira aberta e equilibrada, o Fogo pode ser percebido na forma de cordialidade pessoal e de atitudes solícitas e prestimosas.

O elemento Fogo assume expressão física na tríade do Fogo, que está relacionada com a cabeça, e em particular com os olhos, como pólos positivos do movimento de energia; com o plexo solar, como pólo neutro, e com as coxas, como pólos negativos (veja a Figura 4.11). Uma pessoa cujo Fogo esteja reduzido ou desequilibrado poderá ter os olhos embotados ou um olhar vidrado. Uma pessoa que use o Fogo em manipulações voltadas para a obtenção de poder poderá ter aquilo que comumente é chamado de "bloqueio ocular". Neste caso, o Fogo é absorvido pela disputa de poder do ego, e ela não permite que a sua energia efetue um contato verdadeiro com as outras pessoas através dos olhos.

Os olhos, sendo os pólos positivos da nossa energia vital, são espelhos por meio dos quais o mundo pode ver o nosso estado vital. A prática da iridologia — ou leitura do complexo físico-emocional da íris — é uma arte refinada que faz uso desse fato.

No pólo neutro do elemento Fogo está a região do plexo solar, onde se situa o centro físico da energia do Fogo. Este é o centro "solar" que regula a produção de calor e a digestão, e também uma etapa de redução da energia física do chakra do Fogo na área umbilical. Em muitas fontes de referência tem havido alguma confusão quanto à área em que o Centro do Fogo está localizado. Em geral, ele está localizado na região do plexo solar. Deve-se frisar que essa área, assim como as outras tríades de relacionamentos, é uma manifestação *física* de um centro mais sutil. Para citar um famoso texto sânscrito chamado *Satchakranirupana*, de Purnanuda-Swami, traduzido por Sir John Woodroffe, ele próprio um consumado yogue: "... na base do umbigo está o lótus brilhante de dez pétalas (o Manipura ou Chakra do Fogo)... Com a meditação sobre o Lótus do Umbigo, o poder de destruir e criar é profetizado." Aqui destaca-se o fato de que o Centro do Fogo lida com as questões relacionadas com o poder. Sua polaridade emocional oscila entre a raiva e o perdão. A raiva reprimida pode ser percebida no pólo neutro do plexo solar como uma queimação ou como um carvão em brasa pronto para pegar fogo de uma hora para outra. O ressentimento reprimido pode afetar toda a tríade do Fogo e, como o elemento Fogo rege a digestão e os órgãos digestivos, pode produzir problemas nessas áreas. Como foi mencionado anteriormente, nós em

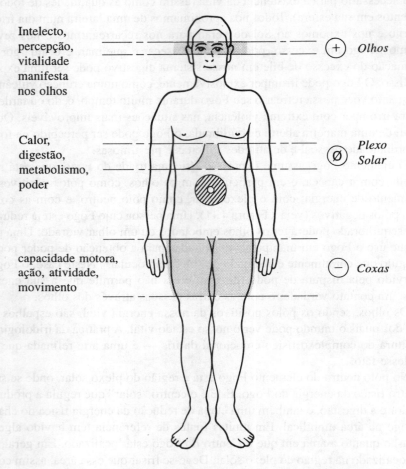

Fig. 4.11. Relacionamentos da Tríade do Fogo

Chakra: Centro do Fogo, no umbigo (L3-L2)

Pulsações do âmago: Corrente de Linha Longa do Fogo

                      Corrente princípio do Fogo

                      Corrente espiral

Relacionamentos da Tríade: + olhos, cabeça Ø plexo solar − coxas

Sistemas de Órgãos: Aparelho digestivo, fígado, vesícula biliar, estômago, baço, intestino delgado, pâncreas.

geral dizemos a uma pessoa que utiliza a sua força com agressividade e raiva contra o mundo: "Você tem bastante fel!" Esta expressão reconhece as reações do fígado e da vesícula biliar para limitar ou desequilibrar as energias do Fogo.

Os pólos negativos desta tríade são as coxas, que manifestam o Fogo no mundo através do movimento e da marcha. Também é comum encontrar dolorosos padrões de tensão Flamejante, relacionados com a repressão da cólera e do ressentimento. Uma pessoa com algum problema no elemento Fogo, seja a repressão da raiva ou do ressentimento, seja a confusão acerca do modo de encarar o poder e a força, ou acerca de problemas de digestão e assimilação de alimentos, poderá ter olhos opacos ou ameaçadores, um bloqueio de tensão na área do plexo solar e reflexos tensos ou dolorosos nas coxas. Assim, os olhos, o plexo solar e as coxas são reflexos dos padrões do Fogo e podem ser utilizados pelo terapeuta da polaridade para abrir, estimular e carregar as energias Flamejantes da pessoa. Os indivíduos que apresentam um bloqueio do elemento Fogo, talvez tenham primeiramente de aprender a descarregar as emoções reprimidas relacionadas com esse elemento e a usá-las de uma forma construtiva. Talvez eles precisem aprender a se comportar de maneira mais afirmativa, para que possam começar a dizer as coisas que precisam ser ditas e, depois, a partir dessa base, cultivar os aspectos positivos da aceitação e do perdão. Até que isso seja feito, nesses casos, tratamentos dos sintomas dessa repressão emocional — como acontece com o problema digestivo — não serão eficazes a longo prazo.

Existem três padrões diferentes de energia, cada um dos quais com o próprio reflexo dos relacionamentos ligados a esse elemento vital. Esses padrões tratam da regulação e do equilíbrio do Fogo no corpo, da dispersão das energias vitais através do corpo, e da fisiologia da digestão e da função visual. (Veja a Figura 4.12).

O tipo de corpo relacionado com o elemento Fogo tem peso moderado e bom equilíbrio físico. A pessoa poderá parecer musculosa e bem proporcionada, sem precisar fazer exercícios. Todos conhecemos pessoas que parecem firmes e em boas condições físicas e que não precisam de exercícios para se manterem assim. Elas são magras, atléticas e irradiam vitalidade e força física. Essas pessoas freqüentemente precisam de atividades físicas para canalizar suas energias do Fogo para propósitos úteis.

O Fogo também rege o sentido da visão e a qualidade da percepção, tanto no nível mental como no emocional. Ele também rege a fome e a digestão e o seu equilíbrio é necessário para o controle da temperatura interna, para um metabolismo equilibrado e, juntamente com a Água, para uma capacidade de promover a própria cura. O Fogo rege o sistema digestivo e seus órgãos e fornece tanto os centros sutis como os centros grosseiros para a produção e a disseminação do calor e da energia vital.

O Fogo rege os alimentos que crescem acima do solo mas não num nível tão alto como os alimentos do Ar, que dão em árvores. Os alimentos do Fogo são os que ajudam a manter o Fogo no corpo e tendem a ser ricos em proteínas e a serem de digestão lenta. Eles incluem sementes de leguminosas, legumes e todos os

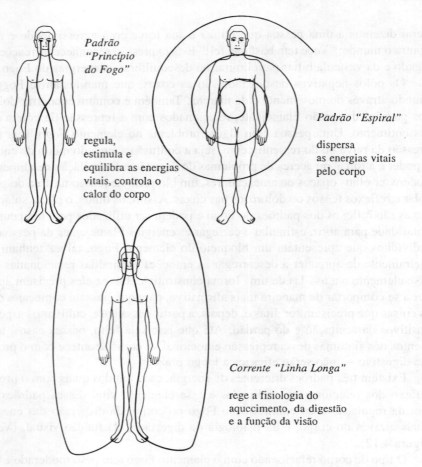

Fig. 4.12. Padrões de energia do Fogo

cereais; sementes de gergelim, de abóbora e de girassol, que estimulam o Fogo, e algumas especiarias e raízes, que também estimulam o Fogo, como pimenta, gengibre, alho e cebola. De maneira geral, a germinação dos grãos e das sementes de leguminosas (como *mung*, feijão azuki e lentilhas) facilitam a absorção da energia do Fogo e a assimilação das proteínas. O amargo é o gosto que estimula o Fogo no corpo. A maioria das ervas medicinais é amarga e isso ajuda a estimular o Fogo no processo de cura. Um de meus alunos resumiu esplendidamente o elemento Fogo:

> O Fogo é o impulso que está por trás do movimento (as coxas). Seus atributos são a inteligência e a intuição (que se mostram nos olhos), e a vitalidade, que está ligada à função do Fogo na digestão e que produz força e energia, mais uma vez expressas através dos olhos e do vigor geral do corpo. O chakra do Fogo está na altura das vértebras L2-L3, na oval da Terra, e está estreitamente relacionado com o centro do sol, no plexo solar.

Sendo um elemento ativo e positivo, pode-se esperar que as pessoas do "tipo Fogo" sejam impulsivas e tomem decisões rápidas. Laertes, em *Hamlet*, representa uma soberba descrição de um indivíduo do tipo Fogo: irrita-se rapidamente, é impulsivo e está sempre preparado para agir, mesmo com base em informações falsas, até que, finalmente, aprende a desenvolver a capacidade de perdoar — esse atributo emocional positivo associado ao Fogo.

Água

Depois de passar pelo Centro do Fogo, a energia vital sofre uma nova redução de intensidade para formar o próximo centro em seu deslocamento descendente, o Centro da Água (veja a Figura 4.13a). Essa fase de agrosseiramento da energia é muito importante. Aqui a natureza da energia sofre uma grande mudança. Nesta fase, as energias estão procurando sua manifestação final na forma, estão ficando "terrenas". Os Centros do Ar e do Fogo são centros de luz e de energias expansivas. Considera-se que eles tenham a natureza yang ou rajásica. Os Centros da Água e da Terra, na fase inferior ou interior, são mais densos e contraídos, considerando-se que tenham uma natureza yin ou tamásica. O Centro da Água é o centro pélvico e está localizado na junção entre a última vértebra lombar (L5) e o sacro. Ele rege a fase de energia que, como a água, procura seu nível mais baixo e liga-se à terra. Ela é a energia que, através dessa função de ligação com a terra, coloca-nos em contato com o mundo físico (veja a Figura 4.13).

O elemento Água rege as emoções inconscientes e os sentimentos mais profundos, sendo às vezes, por conta disso, chamado de "pólo irracional". O elemento Ar, que rege o pensamento e a razão, é chamado de "pólo racional". O elemento Água é a esfera em que predominam as emoções e os sentimentos. Se o elemento Água estiver fluindo livremente através dos seus relacionamentos energéticos, e se estiver em equilíbrio com o elemento Ar, a pessoa poderá ter uma mente harmoniosa e flexível, dotada da capacidade de mudar rapidamente diante de novas percepções e que não está aprisionada dentro de um rígido sistema de crenças. A flexibilidade mental, portanto, é uma importante característica do Ar/Água e, para que isso aconteça, o indivíduo deve estar em contato com seus sentimentos e emoções e, apesar disso, não estar preso a eles.

O domínio da Água é o inconsciente, e este elemento, portanto, rege todo o mundo dos sonhos e dos conhecimentos que os sonhos podem nos proporcionar. Esse tipo de conhecimento não provém da mente e sim de uma fonte profunda de sentimento e intuição, uma mina de autodescoberta. Trata-se de um profundo domínio de conhecimento que já existia antes que as coisas tomassem a forma de pensamentos e ações. Uma mente lúcida, livre de pensamentos, pode alcançar este profundo conhecimento intuitivo. Num certo sentido, ele é como um lago profundo e tranqüilo, cujo fundo pode ser visto claramente e dentro do qual tudo pode ser visto através de suas águas calmas.

O elemento Água rege a formação de vínculos e a capacidade de "resistência". Esta é a sede dos anseios e vínculos mais profundos. Trata-se de um tipo de

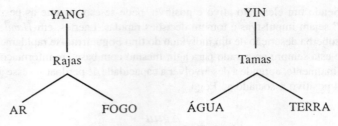

Fig. 4.13. Fases de Energia

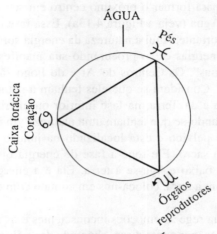

Fig. 4.13a. A Tríade da Água

ligação dotado de um "carga" emocional, um apego quase que permanente a tudo aquilo que vivenciamos. Se o elemento Água não estiver fluindo de maneira livre em seus relacionamentos energéticos, então esses vínculos nos controlam, motivando inconscientemente as nossas atividades. Para a maioria de nós, as ligações e as necessidades de natureza sexual são particularmente carregadas e é comum ocorrerem desequilíbrios pélvicos relacionados com elas. A bacia, num certo sentido, é o pólo negativo dos nossos sentimentos e emoções. É aí que se alojam as tensões emocionais crônicas. A energia, ao contrair-se, cristaliza-se ou se estagna na parte inferior da bacia. Esta área, a base da bacia pélvica, pode tornar-se um foco de desequilíbrio, e os terapeutas usam técnicas e reflexos perineais específicos para eliminar esses padrões de tensão emocional. Depois que o elemento Água começa a fluir livremente e as energias pélvicas "ligam-se" à terra, os padrões de ligação e de necessidades tornam-se menos compulsivos e têm mais oportunidades de serem administrados conscientemente. Em vez de passarmos aos trancos por nossa vida emocional inconsciente, a oportunidade de fluirmos com ela e através dela torna-se, assim, mais viável.

O elemento Ar, conforme acabamos de ver, torna-se desequilibrado por causa de um trauma emocional consciente. O elemento Água, cujo domínio é o inconsciente, fica desequilibrado principalmente nas suas relações como os anseios primordiais, com as profundas necessidades e temores inconscientes, e com as tensões acumuladas na vida cotidiana. A sexualidade e as questões relativas ao sexo acham-se profundamente ligadas ao elemento Água, e o medo, inibição ou excesso nessa área afeta os relacionamentos energéticos do elemento Água. As pessoas cujo elemento Água esteja fluindo livremente teriam segurança para lidar com os seus sentimentos. Elas conseguiriam processar e atuar sobre os padrões emocionais no momento em que eles surgissem, quer fossem padrões de tristeza, medo, alegria ou de uma forte ligação. Poderiam usar a força da água — isto é, a capacidade de fluir em torno dos obstáculos e de procurar o caminho de menor resistência — para administrarem melhor as emoções. Em vez de serem dominadas por suas emoções e de se entregarem à tristeza, à depressão e ao desespero, essas pessoas poderiam superar esses problemas, sem se deixarem deter. Quando a água está fluindo livremente, também podemos fluir livres através de nossos estados emocionais. Se a água não estiver fluindo, se os padrões do elemento Água estiverem desequilibrados, podemos ser vítimas de desejos e de anseios inconscientes.

Uma importante qualidade do elemento Água é a *receptividade*. A água receberá e aceitará todas as coisas. Ela é a qualidade feminina da receptividade e solicitude que permite que a cura e o crescimento ocorram em todos os níveis. Quer se trate de autocrescimento ou de cura, de relacionamentos familiares ou interpessoais, ou do profundo amor que se desenvolve com a criação dos filhos, quando são aceitos todos os aspectos positivos e negativos da criança, este aspecto receptivo da Água é de fundamental importância. Uma vez que as coisas, pessoas e personalidades sejam realmente aceitas num nível profundamente emocional, mudanças positivas podem se manifestar e, conseqüentemente, pode ocorrer o predomínio da compaixão e do perdão. A base disso, porém, é a aceitação e a receptividade, para que a mudança possa ocorrer com amor, em vez de com aversão.

Pode-se ver claramente a ação da Água na ordem natural. Os rios e correntes fluem para baixo, sempre procurando o nível de menor altura e sempre fluindo para a Terra, e sendo contidos dentro dela. O poder da água está em sua flexibilidade e fluidez. Ela flui em torno dos obstáculos e desgasta barreiras aparentemente impenetráveis. Seu fluxo nutre e purifica e sua falta causa secas e fome. A água, quando limpa, pode limpar todas as coisas. Podemos observar isso quando o nosso sistema linfático, regido pelo elemento Água, está limpando o nosso organismo e removendo agentes invasores, toxinas e produtos de excreção. Quando a água deixa de fluir, ela fica estagnada; quando a nossa linfa não está fluindo, ocorrem intoxicação e infecção. No nível emocional, se a Água fica represada, podem ocorrer impulsos excessivos e explosivos, como, por exemplo, acessos incontroláveis de choro e de autopiedade. Assim como uma represa fica demasiado cheia e se rompe, a excessiva retenção das emoções ligadas à Água pode irromper de uma maneira aparentemente irracional. Todavia, se a Água estiver fluindo livremente, ligando-nos à Terra, poderemos tirar proveito de nossas emoções enquanto passamos tranqüilamente por elas, sem apegos ou reações.

Uma pessoa do tipo Água pode ter uma compleição entre normal e corpulenta. Ela poderá ter excesso de peso ou uma tendência para o acúmulo de gordura localizada. Sua bacia talvez seja estruturalmente desequilibrada, e elas poderão ter problemas com dores sacro-ilíacas e lombares de fundo emocional. A tríade de relacionamentos do elemento Água compreende os seios, o peito e os ombros; o peito é o pólo positivo, e os pés e a área do tendão de Aquiles são o pólo negativo (veja a Figura 4.14). Desequilíbrios no elemento Água podem comumente ser vistos na forma de excesso de retenção de água, caracterizado pela existência de tanques de fluido estagnado mantidos geralmente no pólo negativo (pés, tornozelos e nas diversas áreas reflexas perineais). O acúmulo de gordura na região da bacia é uma indicação comum de que as energias da Água estão se acumulando na bacia e não estão se ligando à Terra. Se as questões envolvidas também estiverem relacionadas com a raiva reprimida, tais como sentimentos de violação ou de inadequação sexual, com profundos anseios e necessidades que não estejam sendo satisfeitos, então o elemento Fogo também poderá ser envolvido e poderá haver acúmulo de gordura e fluidos nas pernas. Esses fluidos diluem literalmente o elemento Fogo em seu pólo negativo — nas coxas — e, assim, grande quantidade de energia pode ficar presa a problemas relacionados com a Água. Essa energia precisa ser liberada para que essas questões tornem-se mais claras e mais conscientes. Ao tratar esses desequilíbrios, o terapeuta da Polaridade poderia usar uma combinação de trabalhos corporais, exercícios, dieta e aconselhamento. O trabalho com o corpo seria usado para eliminar os bloqueios e desequilíbrios de energia, os exercícios para ajudar as pessoas a se curarem, a dieta para purificar os tecidos e órgãos relacionados com a Água (como o sistema linfático) e o aconselhamento para esclarecer os problemas.

Como o elemento Água rege o movimento de energia para a Terra, não é de estranhar que o seu pólo negativo esteja localizado nos pés. Os pés ligam-nos à Terra e o nosso relacionamento com o planeta reflete-se neles. Os pés são a última parte do corpo em que a energia se expressa em sua fase descendente, centrífuga. É também nos pés que a energia dá início ao fluxo de retorno da Terra para o Éter. Nos pés, que constituem o pólo mais negativo do corpo, as energias tendem a ficar mais lentas e "terrenas", e os pés são uma expressão dessa fase. A história de todo o corpo fica cristalizada nos pés e, assim, torna-se um importante meio de diagnóstico. Todos os elementos e todos os sistemas de órgãos com eles relacionados apresentam reflexos do pólo negativo nos pés. Esses reflexos podem expressar o padrão geral de bloqueio crônico de energia no corpo como um todo, e serem usados nos relacionamentos como os reflexos dos pólos neutro e positivo, localizados acima deles (veja a Figura 4.15).

O elemento Água é a energia da procriação, da renovação e da cura. Determinados aspectos da Água contribuem para o desenvolvimento da pessoa e ajudam a limpar e a renovar o organismo. Combinada com o poder curativo das energias vitais do Fogo, ela traz conforto e energias curativas para as áreas que dela necessitam. A velha frase "água corrente limpa a si mesma" é muito apropriada para expressar o poder de limpeza desse elemento. O Fogo traz o calor da cura

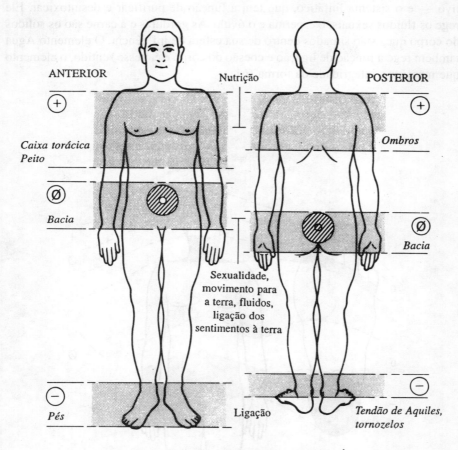

Fig. 4.14. Relacionamentos da Tríade da Água

Chakra: Centro da Água, entre o sacro e a 5ª vértebra lombar

Pulsação do âmago: Corrente de Linha Longa da Água
    Padrão da Estrela de Cinco Pontas
    Pulsações perineais
Relacionamentos da Tríade: + caixa torácica Ø bacia – pés
    + ombros Ø bacia — tornozelos
    + pescoço, occipício Ø períneo – tornozelos
Sistemas de Órgãos: órgãos sexuais, bexiga, sistema linfático, sistema endócrino, caixa torácica

89

para o local onde ele é necessário e a Água leva-lhe limpeza e renovação. O elemento Água rege o sistema reprodutivo e os órgãos de procriação. Ele rege as glândulas — como as glândulas produtoras de muco do trato respiratório e digestivo — e o sistema linfático, que tem a função de purificar e desintoxicar. Ele rege os fluidos sexuais, o esperma e o óvulo. As gorduras e a carne são os sólidos do corpo que estão situados dentro de sua esfera de influência. O elemento Água também rege a função de ligação e coesão do corpo e é, nesse sentido, o elemento que mantém a integridade da forma física.

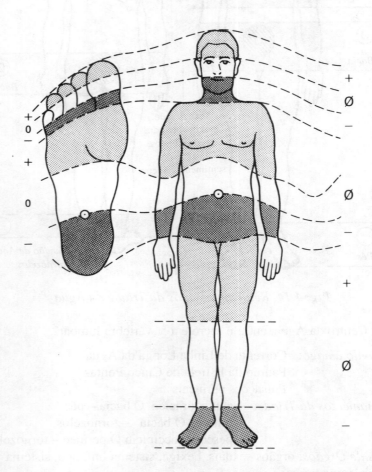

Fig. 4.15. Diagrama das Zonas de Polaridade — mostrando as solas dos pés e o modo como elas se relacionam com o restante do corpo

A Água predomina nos alimentos que crescem na superfície da Terra. Eles incluem vegetais verdes, como alface, repolho e espinafre; cucurbitáceas aquosas, como o cantalupo; e todas as abóboras. Os chineses reconhecem a Água como uma importante qualidade a ser emulada. Lao Tzu, o antigo filósofo chinês, escreveu:

> Não existe nada mais frágil e delicado do que a água. E, no entanto, não há nada melhor para atacar coisas fortes e sólidas. É por isso que não existe substituto para ela. Todo mundo sabe que o fraco supera o forte e que o macio supera o duro.

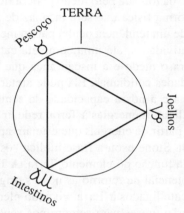

Fig. 4.16. A Tríade da Terra

Terra

A etapa final de redução da energia emitida pelo Centro da Testa é o Centro da Terra e o elemento Terra (veja a Figura 4.16). O elemento Terra atua no mundo físico, onde as energias se cristalizam, virando forma, e essa forma se manifesta em nossos pensamentos, em nossos atos e na nossa fala. Este é o domínio da anatomia e da fisiologia, da forma e da ação. O elemento Terra está relacionado com os sentidos físicos, e uma pessoa em contato com esse domínio teria uma mente equilibrada e se destacaria pela paciência e perseverança. Esse equilíbrio fundamenta-se na força da Terra e nas atitudes práticas que são necessárias no mundo físico. Uma pessoa "terrena" teria "os pés no chão", seria prática e teria a capacidade de lutar contra qualquer dificuldade, até conseguir fazer o que precisa ser feito. No domínio do pensamento, o elemento Terra é visto na forma de uma mente equilibrada, em contato com os sentidos e firmemente apoiada no mundo físico. Todavia, a pessoa que estiver ligada à Terra poderá acostumar-se à rotina e ter pouca imaginação e intuição ao lidar com novos problemas e experiências. Uma pessoa cujas energias não estejam ligadas à Terra poderá dar a impressão de estar drogada ou parecer muito ansiosa. As energias poderão ficar presas nos domínios da Água ou do Ar, em vez de se apoiarem na força da Terra. As pessoas que não dispõem dessa base apoiada na Terra talvez não consigam lidar com as questões práticas da vida cotidiana e poderão perder-se em devaneios ou entregar-se a excessos emocionais.

O elemento Terra é a energia da base ou suporte, e através dessa função ele rege as emoções do medo e da coragem. Se sentirmos que estamos com os pés firmemente apoiados no chão, teremos segurança para lidar com o mundo e haverá uma maior probabilidade de interagirmos com os outros de uma maneira direta e corajosa. O medo está por trás de boa parte dos padrões negativos e inadequados que existem no mundo. O medo é uma contração, um retraimento, um distanciamento dos outros. O elemento Terra é a energia da contração e da cristalização finais. Uma pessoa tomada pelo medo poderá ficar congelada e imóvel — tão contraída em sua forma física que será incapaz de se mover. Essa contração tem muitos níveis: desde um tendência oculta para o medo, que vai aumentando e afeta todas as nossas atividades, até uma completa catatonia. A maioria de nós tem uma tendência para o medo e a insegurança que afeta as nossas decisões, opções de vida e atividades cotidianas. Ela pode afetar os nossos relacionamentos, a nossa auto-estima e a nossa capacidade de sentir alegria e felicidade. A maioria de nós precisa ligar as energias à Terra, reduzir o ritmo de vida e relacionar-se com os outros a partir de energias que estejam apoiadas nos sentidos e nas realidades físicas. O Dr. Stone usou a frase bíblica "os últimos serão os primeiros" para descrever esta função do elemento Terra. A Terra é o grande eixo central, o grande ponto potencial de retorno às nossas origens mais sutis. A não ser que estejamos plenamente ligados à Terra, vivendo plenamente o aqui e o agora, as nossas energias ficarão presas para sempre nos sentidos e na função terrena, tentando chegar até aqui para completar os processos, sem nunca conseguir de fato fazer isso. Apenas quando conseguimos estar aqui por inteiro, sem julgamentos, opiniões e crenças, sem passado nem futuro, é que o elemento Terra transforma-se num grande eixo central, num trampolim para o Tao.

O corpo de um indivíduo do tipo Terra tem uma constituição maciça. A pessoa cuja compleição tende para o elemento Terra poderá ter o pescoço curto e grosso, o tronco muito forte, joelhos pesados e pernas que mais parecem troncos de árvores. Esta estrutura corporal geralmente indica uma pessoa que poderá usar suas energias num campo muito prático. Boa parte das pessoas que apresentam uma estrutura do tipo Terra é atraída para profissões manuais, onde pode ver seus esforços se transformarem em algo sólido e palpável. Outros são como o Dr. Stone, cujo corpo tinha uma estrutura tendendo acentuadamente para o elemento Terra, e que era adepto de uma abordagem incrivelmente prática em sua arte de cura. Os relacionamentos de energia da tríade da Terra têm o pescoço como pólo positivo, o cólon como pólo neutro e os joelhos como pólo negativo (veja a Figura 4.17). Conforme vimos antes, o elemento Terra rege as reações de medo, e uma resposta comum nessas circunstâncias caracteriza-se por tremor nos joelhos, descontrole intestinal e rigidez no pescoço. Se você já sentiu o que é passar por um grande terremoto, em que o chão literalmente foge de seus pés, então talvez tenha sentido algumas dessas reações ligadas à Terra. Em circunstâncias menos extremas da vida cotidiana, uma combinação comum de desequilíbrio manifesta-se na forma de rigidez no pescoço e de uma tendência para a tensão e o medo; de descontrole intestinal, com espasticidade, prisão de ventre, diarréia ou colite; e de dores nos joelhos, refletindo a falta de estabilidade e de ligação com a Terra.

Assim como todos os outros elementos, a Terra pode claramente ser vista na ordem natural. Nós confiamos na Terra. Construímos nossas cidades na terra e fincamos os alicerces de nossas construções na solidez da terra. Vivemos dos frutos da terra, nossas colheitas crescem na terra, nossos animais se alimentam da

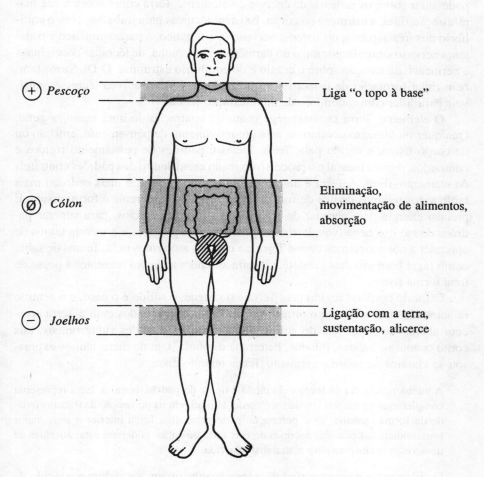

Fig. 4.17. Relacionamentos da Tríade da Terra

Chakra: Centro da Terra, perto do reto, parte inferior do sacro
Pulsação do âmago: linha corrente da Terra
Relacionamento da Tríade: + pescoço Ø cólon – joelhos
Sistemas de órgãos: cólon, eliminação através do reto

terra e o nosso suprimento de água está contido na terra. Nossa estrutura corporal pertence à terra e desequilíbrios nessa estrutura reverberam em todos os níveis. Nosso corpo depende da terra por causa de sua solidez e do apoio que ela proporciona. Quando a nossa bacia ou coluna está desequilibrada, aparecem dores e temos muita dificuldade para nos concentrarmos seja no que for. A nossa espinha é a base em que nos apoiamos e, assim como o medo e a coragem, ela está relacionada com o elemento Terra. Por causa disso, o terapeuta da Polaridade presta muita atenção à estrutura corporal e ao sistema nervoso dos pacientes. Ele tanto pode atuar sobre os reflexos de energia do elemento Terra como sobre a sua manifestação final, a estrutura do corpo. Existem técnicas para trabalhar com o equilíbrio dos três aspectos do sistema nervoso (o simpático, o parassimpático e o sistema nervoso central), por meio do harmônico da espinha, de técnicas coccigianas e perineais, da atuação sobre o crânio e do equilíbrio estrutural. O Dr. Stone também tinha formação de osteopata e quiroprático, e desenvolveu técnicas sensíveis para lidar com o domínio da manifestação física.

O elemento Terra também rege o ato de contração de uma maneira geral. Qualquer movimento contrativo, seja um movimento de pensamento, emoção ou do corpo físico, é regido pela Terra. Idéias e padrões de pensamento rígidos e contraídos, rigidez mental e o processo do medo caem dentro dos padrões contráteis do elemento Terra. A Terra é um local de inércia, de peso, e mais cedo ou mais tarde todos teremos de nos defrontar com a resistência inerente à forma física. É preciso energia para acordar de manhã, para fazer exercícios, para superar padrões de hábitos negativos. Portanto, para vencer a preguiça e a inércia temos de aprender a nos movermos com a Terra e a não nos atolarmos nela. Temos de saber como fazer bom uso dessa resistência para aprender as lições inerentes à posse de uma forma física.

O fluido corporal regido pela Terra é o sangue, o sólido é o osso, e o sentido relacionado com a Terra é o olfato. Os alimentos relacionados com a Terra crescem abaixo da superfície do solo e incluem raízes e caules subterrâneos, tais como cenouras, batatas, inhame, beterraba e cebola. Um de meus alunos expressou-se claramente sobre o elemento Terra, quando disse:

> A interdependência da força e do medo é típica do padrão Terra. A Terra representa completamento, e o seu corolário, o medo, tem origem na percepção da transitoriedade da forma humana. Essa percepção pode gerar uma força interior e uma maior proximidade das plácidas energias do Éter que, até então, poderiam estar ausentes de uma visão exclusivamente materialista da vida.

Os Elementos e seus padrões de interação constituem a urdidura e o tecido da vida. Através de seus entremesclamentos nós criamos aquilo que somos; através deles é negociado todo o processo de saúde e de doença. Uma estrutura útil para a compreensão deste processo será apresentada no nosso próximo capítulo e, através dela, poderemos inferir uma maneira mais apropriada para nos relacionarmos com o mundo. Em capítulos posteriores iremos estudar os padrões desses Cinco Elementos num contexto terapêutico.

CAPÍTULO CINCO

O Movimento Rumo à Saúde

Agora chegamos à *Essência* das correntes *interiores*, através das quais nosso corpo opera, movimenta-se e mantém-se como uma entidade humana ativa, na saúde ou na doença. Quando essas quatro correntes polarizadas de energia fluem livremente, chamamos a isso de saúde.

O processo de cura é o eixo central, o pivô em torno do qual giram todos os procedimentos ligados à polaridade, e o propósito da Terapia da Polaridade consiste em estimular e encorajar essa cura. Eu gostaria de analisar esse processo e de ver se podemos chegar a compreendê-lo dentro do contexto da polaridade. A saúde não é apenas a ausência de sintomas mas, principalmente, uma atitude e um modo de vida que pode ser aprendido e vivenciado. As pessoas procuram um terapeuta da Polaridade porque sentem algum tipo de dor ou de desconforto, que tanto poderá ser físico, como emocional ou mental.

Não me parece que o meu papel, enquanto terapeuta, seja o de curar o sofrimento. O meu propósito, e o da terapia da Polaridade — em seu nível mais profundo —, é o de ajudar o cliente a compreender, a tolerar, a aceitar e, finalmente, a livrar-se de seu sofrimento ou problema. Trata-se de um papel mais educativo do que corretivo. Num nível profundo, creio que o corpo e suas energias serão mais sábios se lhes for dada alguma chance. A doença, a dor e o sofrimento não são uma coisa e sim um processo — um processo que pode ser conhecido e percebido por nós mesmos. A cura é também um processo e, portanto, pode ser compreendida e percebida.

Fluxo de Energia

O Dr. Stone via a saúde em termos de fluxo de energia. Ele acreditava que o processo de doença começa na forma de padrões sutis de desequilíbrio de energia. Ele ensinou que existem cinco fases inter-relacionadas de energia, que devem fluir livremente em seus relacionamentos para que a saúde possa se desenvolver. Em *Energy*, ele escreveu: "Na doença, o relacionamento de energia é o Rio da Vida e seus campos estão perturbados [sic] e precisam ser restabelecidos."

A energia deve fluir livremente para que a vida também flua com liberdade. Ele acreditava que a saúde tem por base as energias mais delicadas da vida e que essas energias devem estar em harmonia e equilíbrio em seus relacionamentos. Ele escreveu:

> Resumidamente, o rio das energias mais delicadas da vida, chamado "Prana", é a força vital do corpo. Ele é o ativador que flui através das cinco ovais do corpo — a cabeça, o pescoço, o peito, o abdômen e a bacia — como cinco campos materiais para as funções específicas de expressão sensorial e motora.

Quando as energias mais delicadas da vida estão fluindo livremente em seus relacionamentos, então a saúde pode manifestar-se. As cinco fases do fluxo de energia — os Elementos — estão relacionadas com as cinco cavidades do corpo e, como já vimos, com as pulsações e transições existentes entre elas. Quando as energias fluem harmoniosamente através desses campos, produz-se a vitalidade. Isso é visto no brilho dos olhos, na firmeza dos nossos passos, na lucidez da nossa mente e na plenitude da nossa respiração. Não se trata apenas de uma questão de ausência de dor ou de sintomas, mas de uma sensação de bem-estar. O Dr. Stone era de opinião que o objetivo do tratamento deveria ser a eliminação de qualquer restrição ou bloqueio ao fluxo livre e equilibrado de energia. Ele escreve mais uma vez em *Energy*: "O objetivo do tratamento é a remoção dos Bloqueios de Energia dos circuitos gerais das correntes sem-fio nos campos de energia vital do corpo, que constituem a verdadeira causa do sofrimento." Por conseguinte, o objetivo da terapia da polaridade é bastante claro e preciso: a remoção dos bloqueios de energia. Ele também escreveu que "O equilíbrio fisiológico e psicológico de um corpo bem equilibrado é mantido pelo fluxo harmonioso e bem equilibrado dos cinco rios no interior de nosso corpo... Todas as energias deveriam ser corretamente equilibradas e direcionadas para o bem de cada indivíduo, como uma alma dentro de um corpo". Quando não existem restrições ou bloqueios ao fluxo de energia, o bem-estar é então mantido pela harmonia natural e pelo equilíbrio de energia no nível da forma física. Todavia, o que são exatamente esses bloqueios de energia, como eles surgem e de que modo são mantidos? Essas são questões cruciais, de importância fundamental para uma compreensão da dinâmica da energia na Terapia da Polaridade.

Bloqueios de Energia

Retornemos aos processos básicos de fluxo de energia subjacentes a todos os padrões de vida. Na nossa discussão anterior, vimos que a energia surge de uma fonte, adquire movimento através de relacionamentos de polaridade, encontra expressão em algum tipo de forma e, depois, retorna à sua fonte original. Já falamos sobre esses processos como um tipo de condensação ou espessamento de energia para criar a forma. O Dr. Stone diria que as energias devem *completar-se* em alguma forma ou relacionamento antes que possam retornar à sua origem. Assim, as energias completam-se na forma e, depois, retornam à sua fonte (veja a

Figura 5.1). Até aqui, nenhum problema: temos um sistema de energia de fluxo livre que pulsa rumo à forma e volta para a sua fonte. Em nossas experiências pessoais, as energias criam três atributos básicos da forma: os nossos pensamentos, as nossas emoções e o nosso corpo físico. Embora isso devesse ocorrer de maneira fluente e harmoniosa, às vezes acontece alguma coisa que restringe e desequilibra esse processo, e eu agora gostaria de analisar as causas disso.

O Dr. Stone chamou de *involução* o processo em que a energia se move para a forma, e de *evolução* o processo em que a energia se movimenta de volta à fonte. Os problemas nesses fluxos parecem ocorrer no ponto de completamento porque, de alguma maneira, as energias ficam presas nas formas que estão criando. Acontece alguma coisa que faz as formas ficarem rígidas, e que aprisiona a energia na manutenção da forma. Assim, os pensamentos podem transformar-se em crenças rígidas, em opiniões e em julgamentos aos quais podemos nos agarrar desesperadamente. Em vez de fluírem livre e harmoniosamente, as emoções ficam aprisionadas na indulgência, na dissimulação e na tensão física. O próprio corpo físico apega-se a padrões de fadiga, tensão, toxicidade e rigidez, que requerem um grande aprisionamento de energias. A energia fica aprisionada na manutenção de formas e padrões cristalizados, rígidos e contraproducentes. Elas ficam aprisionadas nas próprias coisas em que se transformaram.

Mas o que faz isso acontecer? Eu gostaria de me voltar inicialmente para algumas antigas tradições espirituais para compreender melhor essa questão. No budismo, a resposta está em nossa tendência para nos apegarmos às coisas com as quais nos identificamos. É esse apego às coisas — sejam elas idéias, sentimentos ou objetos —, que deixa as energias presas dentro de formas rígidas. Os problemas surgem quando começamos a nos identificar com as formas que estão sendo criadas. Com esse processo de identificação e apego criamos o senso de nós mesmos, de nosso ego e de nossa auto-imagem. Começamos a acreditar que somos os nossos pensamentos, os nossos sentimentos e que somos ou possuímos um corpo físico. Começamos a reivindicar a propriedade das formas que criamos e aprisionamos uma tremenda quantidade de energia na manutenção dessa estrutura do ego. Tornamo-nos tão identificados e tão apegados a ele que o defendemos de qualquer maneira que pudermos. Num certo sentido, vemos o mundo através dele. Em vez de percebermos nossos pensamentos, sentimentos e corpo físico como

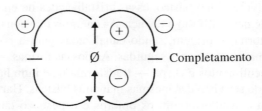

Fig. 5.1 Completamento da energia: a energia surge de uma fonte, toma forma em algum tipo de completamento e, então, flui de volta para a fonte

um processo corrente — ou seja, como um fluxo —, tentamos estabilizar o todo num "eu" que vive no mundo como uma entidade separada dos outros "eus" e das outras coisas. Isso congela ou cristaliza as nossas energias em determinadas formas, e nós aceitamos determinados aspectos de nós mesmos e do mundo e rejeitamos outros. Vemos o mundo através dos véus deste processo de identificação e do peso do nosso condicionamento. Alguma coisa acontece a esse "eu" e ele reage de uma certa maneira para se defender. Isso, então, torna-se parte do modo como o ego vê e protege a si mesmo. Os padrões transformam-se em hábitos e os processos ficam cristalizados. Se tivemos problemas de relacionamento com o nosso pai, isso se transforma numa parte do ego, num relacionamento cristalizado que faz com que o mesmo papel volte a ser desempenhado no contato com outras figuras masculinas investidas de autoridade. Mas por que fazemos isso? Por que aprisionamos nossas energias em padrões rígidos de pensamentos, sentimentos e formas para reforçar uma auto-imagem, um ego que parece bastante real? Esse ego é um processo aprendido de condicionamento. Aprendo a ser "eu" e fico muito apegado a esse processo que, basicamente, foi construído por mim mesmo.

Os taoístas apontariam a existência de um processo de separação subjacente à criação de um ego rígido e limitado. No taoísmo, a origem de toda a criação é o Tao. Ele é uma Essência eterna e imutável que está na origem da criação. O Tao é também o Caminho das coisas, a harmonia básica e a unicidade do universo. Quando estamos unidos ao Tao — o Caminho das coisas —, tudo está bem. Mas quando fechamos os olhos para o Tao — para o centro da existência —, começam os nossos problemas. Perdemos a nossa conexão com o Tao e começamos a nos sentir separados e a perceber as coisas através dos véus de separação. No movimento da origem para a forma, a conexão é esquecida e nos esquecemos de quem somos.

Quando nos esquecemos de quem somos e nos sentimos separados, surge um grande vazio. Precisamos construir um novo "eu" para preencher esse vazio, e assim criamos, nos apegamos e acreditamos em nosso ego. Esse processo do ego curva e distorce as nossas energias e as aprisiona nas formas que criamos. Isso nos conduz a um tipo de processo de trituração e de desordenamento em que as energias, capturadas em padrões desequilibrados, tornam-se lerdas e desordenadas! Em vez de ser uma expressão divina da ordem, a forma torna-se um atoleiro de necessidades, desejos e atos confusos e contraditórios.

Num nível prático básico, essas cristalizações de energia nos predispõem a processos de desequilíbrio e doença. As energias não conseguem completar-se na forma e retornar à origem, sendo canalizadas para a recriação compulsiva da mesma forma vezes e vezes seguidas. As nossas formas — isto é, os nossos pensamentos, sentimentos e corpo — transformam-se num hábito.

Isso pode ser visto das mesmas maneiras básicas. Harry, por exemplo, apareceu no meu consultório com os ombros e o pescoço tão rígidos e tensos, que estavam duros e doloridos. Ele sentia dores de cabeça com freqüência e havia uma tendência para a depressão e o mau-humor. Ele também tinha o cólon espástico e dolorido e gases no abdômen. Todas as células do corpo são constantemente renovadas e, por isso, temos um corpo completamente "novo" a cada sete anos. De alguma maneira, no entanto, a natureza desse corpo fica congelada. A tensão nos ombros e no pescoço de Harry atormentava-o há mais de 12 anos. Suas energias haviam se cristalizado para criar esse padrão de tensão e aperto e para recriá-lo continuamente. Muito embora as células estejam constantemente se dividindo, criando novas células e morrendo, o padrão e a qualidade dessa criação já haviam sido determinados. Esse também, em Harry, era o caso da síndrome do cólon espástico e da depressão. Cada um desses problemas estava relacionado com um tipo de cristalização energética que estava criando continuamente as mesmas formas fixas. Assim, ele ficara imobilizado e acostumado a ver e a sentir a si mesmo de uma determinada maneira, tendo como conseqüência o surgimento de um problema de saúde.

A Cristalização do Pensamento na Forma Física

Gostaria de me deter um pouco aqui para discutir o modo como o processo mente-corpo torna-se tão fixo e inflexível. Examinemos primeiramente a natureza formativa do nosso processo de pensamento. Os pensamentos são a camada mais sutil da manifestação física. Conquanto talvez possa parecer estranho considerar o pensamento como uma forma física, é muito útil fazê-lo. Nas filosofias tradicionais, qualquer padrão completo que a energia assuma é considerado *rupa* ou forma. Desse modo, o pensamento é tido como uma expressão sutil de forma física. O processo de pensamento é "mental", mas a imagem ou pensamento criado é uma "forma". De certa maneira, isso nos permite ficar um pouco menos ligados ao pensamento como uma expressão do "eu" e nos capacita a ver o pensamento como uma forma com a qual podemos trabalhar. Em *Dhammapada*, o Buda diz: "Você é aquilo em que você pensa, tendo se tornado aquilo em que você pensou. A mente está no comando, todas as coisas são feitas pela mente." O processo de pensamento é considerado muito formativo. Percebemos o nosso mundo através dos processos de pensamento e das construções que aprendemos com a experiência. Em termos de Polaridade, as energias do pensamento tornam-se físicas através de nossos pensamentos e emoções. Um padrão de pensamento torna-se arraigado e passa a fazer parte da auto-imagem de nosso ego, podendo ter sido motivado por desejos e necessidades e assumir diversas nuanças emocionais. Tristeza, raiva e alegria ficam ligadas à imagem. O corpo toma forma para expressar esse padrão e ele fica preso dentro do nosso corpo físico. No caso de Harry, apresentado acima, os ombros retesados e o cólon espástico eram uma expressão de seu medo e ressentimento. Preso dentro desse padrão, ele tornou-se deprimido e desesperançado. O Dr. Stone comenta esse processo em *Health Building*: "Nossas energias mentais e emocionais tornam-se químicas [isto é, físicas]... em nosso sistema de energia sutil. Este fato vai fazer-nos acordar para a verdade de que a nossa condição origina-se da vida e de seus condicionamentos dentro de nós mesmos, através de impulsos mentais e emocionais."

Num artigo intitulado "Psychiatry and the Sacred", contido no livro *Awakening the Heart*, Jacob Needleman descreve eloqüentemente esse movimento como um processo de "encistamento":

> Por baixo do frágil senso de identidade pessoal, o indivíduo é, na verdade, uma miríade de impulsos, pensamentos, reações, opiniões e sensações desconexas, que são deflagradas por causas das quais ele não tem plena consciência. A cada momento, porém, o indivíduo identifica-se com o que quer que esteja ativo nessa miríade de impulsos e reações, afirmando automaticamente que cada um deles pertence a "ele mesmo" e, então, posicionando-se contra ou a favor do seu ego, conforme as pressões específicas que lhe foram impostas desde a infância por seu ambiente social.
>
> As tradições identificam esse processo de afirmação-negação como a verdadeira origem do sofrimento humano e o principal obstáculo ao desenvolvimento das possibilidades inerentes ao homem. Através dessa afirmação e negação é construída uma forma em torno de cada um desses impulsos fugazes, originando as diferentes partes do organismo humano. E essa contínua afirmação inconsciente da identidade captura uma quantidade definida de preciosa energia psíquica num tipo de *processo de encistamento*, que é tanto químico-biológico como psicológico.

Portanto, é a identificação e o apego às formas que constituem a nossa entidade psicofísica que causa desequilíbrios energéticos e cristalização. Needleman compreende que esse processo fica aprisionado dentro do nosso corpo físico e captura energia para a própria manutenção. O nosso processo de separação, identificação e apego ao ego assume uma expressão física através de um "tipo de *processo de encistamento*".

Wilhelm Reich, discípulo de Freud e um conhecido psicanalista pelos seus próprios méritos, desenvolveu uma forma de psicoterapia baseada nesta compreensão. Segundo ele, processos psicológicos desequilibrados tornam-se cristalizados em nosso corpo como padrões de tensão e energia bloqueada. Reich acreditava que, para liberar essa energia bloqueada — que ele chamou de "energia do orgônio" —, o corpo tinha de ser levado em consideração. Isso divergia acentuadamente das idéias do mestre Freud e ele, na verdade, foi colocado no ostracismo por causa disso. Embora Reich tivesse se concentrado na sexualidade reprimida, essa abordagem pode ser estendida a todos os padrões de defesa emocional. Suas teorias foram expandidas por Alexander Lowen e John Pierrakos, transformando-se num sistema chamado Bioenergética, que inclui maneiras de interpretar a história emocional de uma pessoa pelo modo como ela se expressa no corpo. A Bioenergética usa exercícios, técnicas de respiração, trabalho corporal e aconselhamento para liberar os padrões emocionais presos nas estruturas físicas. Na terapia da polaridade também dispomos de maneiras para interpretar a história emocional do indivíduo. Diferentemente da bioenergética, que utiliza a análise de caráter reichiana (esquizóide, oral, masoquista, psicopática e rígida), a Terapia da Polaridade relaciona a condição do indivíduo às energias sutis dos Cinco Elementos. O corpo é uma expressão de seus movimentos, e seus relacionamentos e desequilíbrios podem ser interpretados pela observação de sua dinâmica e estrutura. Assim sendo, o pensamento torna-se físico e tendemos a nos identificar e a

Origem
Ordem Superior

Energias deslocam-se, pulsam
rumo à forma.

As energias são "reduzidas" e tornam-se
forma através dos padrões dos Cinco Elementos.

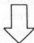

Processos de separação, estrutura do ego e
apego cristalizam a energia e permitem a manutenção
de formas específicas.

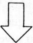

Processos racionais, emoções e forma física
tornam-se cristalizados nesses padrões.

Isso faz com que as energias fiquem presas
na manutenção desses padrões.

As energias assim cristalizadas tornam-se
cada vez mais desordenadas.

Disso resultam processos patológicos e desarmonia.

Fig. 5.2. O caminho da doença

nos apegar ao processo. Não permitimos que as energias se completem na forma e retornem à fonte, e nos apegamos a elas numa contínua recriação da forma à qual estamos ligados. Isso gera desequilíbrios e estabelece padrões desequilibrados e cristalizados de energia, que ficam escravizados às formas criadas por eles. Desse modo, fica preparado o terreno para os desequilíbrios e para o colapso físico ou psicológico. O processo é resumido na Figura 5.2.

Tomemos um exemplo de minha clínica para ilustrar este processo. Quando Jenny entrou em meu consultório, vi uma adolescente com o corpo e o rosto de menina mas, para minha surpresa, fiquei sabendo que ela já havia completado 32 anos de idade. Jenny queixava-se de extrema hiperacidez e de problemas no estômago. Ela estava tomando um medicamento que, basicamente, bloqueava toda a inervação parassimpática do estômago, impedindo a chegada dos impulsos enviados a essa área pelo nervo vago. Isso também provocava um desequilíbrio nas outras funções digestivas e de eliminação, e ela estava muito preocupada com isso. Havia sido cogitada uma cirurgia para seccionar a inervação no nervo vago para o estômago. Enquanto conversávamos, ficou claro que havia uma grande carga de raiva e frustração com referência a seu marido e que ela se sentia muito presa pelo relacionamento existente entre eles. Ela sempre estava procurando mais "espaço". Esse era um padrão que havia se manifestado em todos os seus relacionamentos anteriores com outros homens. Descobrimos que isso tinha a ver com seu relacionamento com o pai e com sua necessidade de ser uma adolescente rebelde. Em termos de terapia da polaridade, o seu Fogo havia ficado preso num ciclo de frustração e de raiva reprimidas. Em seus relacionamentos com os homens, Jenny se colocou em situações que reforçaram tanto a sensação de "aprisionamento" como a raiva e a rebelião juvenis que vinham junto com essa sensação. Se nos lembrarmos de que o elemento Fogo rege a raiva e o sistema digestivo, poderemos perceber uma ligação entre a hiperacidez e a frustração e a raiva reprimidas.

Tratamos o problema de Jenny por meio de uma abordagem o mais holística possível. Isso incluiu um trabalho corporal para abrir o seu Fogo e equilibrar os padrões elementares com ele relacionados; exercícios de polaridade, para ajudar a liberar o conteúdo emocional e a equilibrar suas energias; mudanças muito específicas na dieta; e um remédio à base de ervas, para ajudar a equilibrar o relacionamento ácido-base em seu estômago. Juntamente com isso, havia um trabalho de aconselhamento em que os padrões de Jenny eram elucidados e suas opções de vida tornadas mais claras. Em três meses, o problema com a hiperacidez estava resolvido e ela aparentava ser uma pessoa muito mais forte e segura. Ela também tinha um aspecto mais condizente com a sua idade. Vimos aqui um caso em que pensamentos e sentimentos haviam se cristalizado, por meio do elemento Fogo, num desequilíbrio físico. O relacionamento de Jenny com o pai tinha se tornado um padrão cristalizado e representava o seu modelo para os relacionamentos com os homens em geral. Sua frustração, raiva e necessidades tornaram-se padrões arraigados de pensamento, sentimento e de desequilíbrio físico. Ela pensava em seu marido e nela mesma de maneiras muito rígidas, sentia a mesma sensação repetidas vezes e seu corpo acabou tendo de expressar em termos físicos a acidez de seus pensamentos. Suas energias tinham ficado cristalizadas e presas na manutenção da forma de seus padrões. Algum distúrbio certamente teria de ocorrer.

Construindo a Saúde

Como podemos relaxar e acabar com esse processo de cristalização? Examinemos isso agora com mais detalhes. O Dr. Stone chamou de "construção da saúde" o movimento voltado para uma maior saúde e liberdade. Os primeiros componentes desse movimento são os nossos pensamentos e atitudes. Conforme temos visto, os padrões de pensamento são aspectos muito sutis, formadores do processo de cristalização. Padrões negativos, baseados no medo e na contração, irão produzir processos físicos que, no corpo, expressam o padrão mental. O Dr. Stone salientou o fato de que a nossa saúde baseia-se em nossos pensamentos e atitudes. Ele escreveu em *Health Building*:

> Tornamo-nos aquilo que contemplamos. Temores e pensamentos negativos criam sulcos em nossa mente, como ondas de energia negativa de desânimo e de desesperança. Não podemos ter pensamentos negativos e colher resultados positivos e, portanto, devemos afirmar o positivo e manter um padrão positivo de pensamento e de ação como nosso ideal.

A afirmação do positivo é um meio para se chegar a um fim, e não o fim em si. Ela pode criar condições mais favoráveis às orientações positivas de vida, a respostas positivas às situações de vida, à criação de uma base a partir da qual se possam buscar as verdades mais profundas, a fim de determinar uma disposição de espírito para a construção da saúde. Uma atitude importante para um terapeuta poder ajudar o cliente é levá-lo a perceber que tudo muda e que o potencial para a mudança sempre está presente. Muitas das pessoas que me procuram acreditam firmemente que nada vai mudar e que elas serão "assim" pelo resto de suas vidas. Atitudes positivas, como a disposição de mudar, podem dar início a todo um processo de auto-exploração e construção da saúde. É importante para nós verificar como é grande o número de coisas que aceitamos como verdadeiras, e como acreditamos nas coisas em que pensamos. Num certo sentido, precisamos roubar um pouco do espaço de nossos pensamentos para que possamos vê-los pelo que eles são e compreendermos que não precisamos nos "tornar" o pensamento vezes e vezes seguidas. De algum modo, o pensamento em si não constitui problema; o apego ao pensamento e a identificação com ele é que cria cristalização e distúrbios. Em minha clínica, ajudo as pessoas a explorar suas crenças e "afirmações de vida" e dou-lhes apoio no processo de elucidação e eliminação daquilo que limita seu potencial e desequilibra as suas energias.

Trabalho com o Corpo

O foco de boa parte da terapia de polaridade é o trabalho com o corpo. Conforme vimos, os processos de pensamento e emoção, quando mantidos pelo apego e pela necessidade, manifestam-se fisicamente no corpo. Esses processos são sustentados pelos padrões dos Cinco Elementos, que se entremesclam para formar a matriz energética subjacente ao nosso corpo. Padrões de pensamento e emoção também são padrões dos Cinco Elementos. Quando eles se tornam cristalizados no corpo físico, os reflexos de energia relacionados com as correntes afetadas também vão ficar desequilibrados. O terapeuta da polaridade usa essa compreensão dos padrões de energia e de suas manifestações físicas como uma maneira de compreender a energia e os processos vitais do cliente.

No trabalho com o corpo, os desequilíbrios são tratados por meio do toque, e as mãos do terapeuta são usadas para refletir esses padrões de volta para o cliente, de modo que ele possa tomar consciência deles. Quando a energia começa a se movimentar, o cliente pode tomar consciência do modo como tende a apegar-se a determinados padrões e como cristalizou e aprisionou suas energias na manutenção desses padrões. O trabalho com o corpo é um potente espelho que pode nos mostrar como "nos preparamos" e como, se assim o quisermos, poderemos suavizar esses limites, livrarmo-nos do medo que tende a mantê-los no lugar, e explorar os grandes potenciais que poderão surgir nesse processo. Isso poderá significar a libertação do sofrimento físico — como aquele causado por uma dor lombar —, bem como implica assumir a responsabilidade de uma maior mobilidade. Isso pode expressar que nos livramos dos padrões de vida negativos que tendem a nos definir dentro de limites estreitos ou dolorosos. O potencial é realmente grande. Podemos descobrir que aquilo que foi feito pode ser desfeito, e que os nossos temores, crenças, padrões emocionais e forma física podem ser um processo muito mais aberto e fluido do que à primeira vista poderíamos supor.

Medo

As coisas que fazem o nosso sistema de energia tornar-se rígido e desequilibrado surgem dos nossos sentimentos de separação, da estrutura do ego e da nossa identificação com essa estrutura. O medo é um fator importante que sustenta esse processo de identificação. Se voltarmos à nossa discussão sobre os elementos, vamos nos lembrar de que o medo está relacionado com a fase Terra do movimento de energia. O processo pelo qual as energias ficam presas e cristalizadas para manter uma forma ou processo é basicamente um processo terreno. O elemento Terra relaciona-se com a contração e com o medo e, fundamentalmente, *qualquer* processo em que as energias estejam presas na manutenção de uma forma — seja ela um padrão de pensamento, um padrão emocional ou um desequilíbrio físico — é um processo de contração e está apoiado no medo.

Investiguemos esse movimento do medo. Dissemos que as cristalizações de energia surgem devido ao apego e ao processo do ego. Isso se baseia numa sensação de insegurança e vazio que, por sua vez, é uma expressão da nossa separação, dos nossos sentimentos de solidão e de autonomia, sendo tudo ligado a uma perda de consciência e de contato com a nossa fonte e essência mais profunda. Esquecemo-nos de quem e do que somos e temos a sensação de estar separados de tudo e de todos. Neste movimento surge o medo; estamos separados e sozinhos. Agarramo-nos à forma para criar uma continuidade, uma crença, uma certeza de que "eu sou". Assim, as energias ficam presas nessa criação. Não existe nenhum "eu" a ser ferido, nenhum "eu" que morre, não existe na verdade nenhum "eu" ao qual possamos nos apegar e, não obstante, apegamo-nos a ele com todas as nossas forças. Permitir que as energias fluam mais livremente significa, em sua essência, que estamos nos livrando da rigidez do nosso ego, libertando as energias que ficaram presas no medo e no apego.

"Epa!", diria você. "Vim até aqui somente por causa de uma dor nas costas!" Muito justo. Quando um cliente me procura, a primeira coisa que faço é definir claramente um "contrato". Isso tanto poderá ser a concordância em vir até mim durante um curto período de sessões a intervalos regulares, como a uma intenção de trabalharmos por um período mais longo e embarcarmos juntos numa exploração mútua da dinâmica subjacente à dor. Isso poderá tomar a forma de trabalho com o corpo, aconselhamento, modificações de dieta, exercícios e, na verdade, qualquer outra coisa que ajude o cliente a ter consciência de seu próprio processo de energia.

A Responsabilidade do Indivíduo

O objeto de toda essa discussão é o fluxo de energia e seu relacionamento com a saúde e a doença. Quando as energias não conseguem completar-se e retornar à fonte, podem então ocorrer restrições e desequilíbrios. O Dr. Stone escreveu:

> Agora chegamos à *Essência* dessas correntes *interiores*, com as quais nosso corpo opera, se movimenta e existe como uma entidade humana viva, tanto na saúde como na doença. Quando essas quatro correntes polarizadas fluem livremente, chamamos a isso de saúde, porque ela passa despercebida e é natural. Mas quando existem obstruções, correntes cruzadas ou curto-circuitos e bloqueios de energia, esses problemas são registrados como dor ou limitações de movimento ou de função nessa área específica. Essa é a verdadeira descrição de doença em nosso *campo de energia sem-fio*, antes que ela se transforme em energia física e num fenômeno mais grosseiro que pode ser visto de fora e por meio de raios X.

Aqui o Dr. Stone diz que saúde é o livre fluxo da energia. As quatro correntes ativas ou elementos devem relacionar-se umas com as outras de uma maneira aberta e fluente. Quando surgem obstruções, o resultado é doença e dor. Essas obstruções energéticas estão por trás daquilo que em geral é entendido como "fenômenos macroscópicos". Tendemos a perceber somente os efeitos físicos e não reconhecemos a interação sutil subjacente a eles. Em certo sentido, essa é uma posição muito confortável. Temos de lidar apenas com os sintomas e com os relacionamentos físicos. Não temos de lidar com os nossos processos de pensamentos, nossas atitudes, nossa vida emocional, nossos hábitos alimentares e, mais importante do que tudo, não temos de aprender nada a respeito de nós mesmos. Além do mais, o médico ou terapeuta também pode refugiar-se no domínio físico e tranqüilizar-se quando são percebidas melhoras nesse nível. Essas mudanças, todavia, são mais superficiais do que gostamos de admitir porque os desequilíbrios energéticos mais profundos ainda podem nos predispor a desequilíbrios físicos e psicológicos similares.

A construção da saúde e o processo da cura baseiam-se na tomada de consciência dos fatores e propensões que tendem a captar nossas energias para a manutenção de pensamentos, sentimentos e de formas físicas, que são basicamente doentias e desordenadas. Isso significa assumirmos a responsabilidade pelo nosso próprio processo. Durante a sessão, o terapeuta é apenas um facilitador desse trabalho, um guia que se transforma num espelho para que o cliente possa perceber o seu próprio processo de energia polarizada.

A adoção de dietas purificadoras que promovam a construção da saúde é uma maneira pela qual as pessoas podem começar a impulsionar os seus processos de vida. Nossas relações com os alimentos são muito emotivas e baseadas em hábitos e, por isso, trabalhar com a alimentação não apenas ajuda a eliminar do corpo as toxinas e produtos de excreção, como também nos proporciona uma oportunidade de explorar o modo como nos relacionamos com os alimentos e com a nutrição. Os exercícios de polaridade representam uma outra contribuição para esse movimento rumo a uma maior responsabilidade e a um sistema energético mais aberto. Eles proporcionam meios para que as pessoas possam trabalhar suas contrações e padrões físicos sem uma dependência do terapeuta. No decorrer desse trabalho, uma maior quantidade de energia torna-se disponível à medida que os bloqueios e restrições energéticas vão sendo liberados. Essa maior vitalidade pode tornar-se disponível para a cura. A base para tudo isso é uma aceitação da responsabilidade por nossos próprios pensamentos, atitudes e sentimentos, o que pode ser extremamente difícil porque eles muitas vezes acham-se presos ao medo e à insegurança. Essa, porém, é a parte mais importante do processo de cura. Sem ela, voltam a ocorrer desequilíbrios, ou então estes assumem novas formas e percebemos que, no fim das contas, estamos apenas enganando a nós mesmos.

A Doença e os Cinco Elementos

Eu gostaria de terminar usando os Cinco Elementos para explorar a doença e os processos de cura. O ciclo dos Elementos pode ser usado para descrever qualquer processo e, por isso, vamos aplicá-lo aqui. Vamos tomar o exemplo de uma doença física e segui-la através da estrutura dos elementos. A fase Éter pode ser vista como um estado de fluxo de energia aberto e equilibrado. A energia pulsa e condensa-se na forma, é expressa, e depois retorna à sua fonte. Na fase Ar o processo de apego e o movimento do ego cristalizaram as energias em padrões fixos de pensamento, sentimento e forma física, preparando o caminho para o surgimento de desequilíbrios físicos. Perturbações ocorrem devido a esse "campo de desequilíbrio", e processos patológicos também podem se manifestar. Na fase Fogo, surge uma doença aguda e o corpo tenta se purificar. Sobrevêm febres, calafrios e dores, enquanto o corpo tenta retornar a um estado de equilíbrio. Se a vitalidade do corpo estiver muito baixa ou se os sintomas agudos forem suprimidos por medicamentos, então esses sintomas tornam-se "ocultos". O desequilíbrio vai entrar numa fase crônica "Aquosa", em que os sintomas transformam-se numa tendência encoberta. O sistema não tem vitalidade suficiente para purificar o corpo, mas as coisas não entraram em completo colapso. Aqui o sistema mente-corpo move-se para um nível de desordem cada vez maior enquanto suas energias ficam cada vez mais congestionadas. Na fase Terra, esse processo resulta em estagnação e na morte de tecidos. Isso descreve o movimento do equilíbrio para a desordem.

No processo de estabelecimento da saúde iniciamos um movimento de retorno à saúde. Voltamos nossa atenção para a fase crônica Aquosa do processo, e fazemos com que as energias se movimentem por meio da purificação dos tecidos e de exercícios e dietas que promovam a construção da saúde. O trabalho com o corpo é feito para permitir que as energias fluam e se equilibrem e, na fase Fogo, esse trabalho e os exercícios aumentam a vitalidade até um ponto em que um processo de cura se torne possível. Esse é um movimento que parte dos processos desordenados e caminha rumo a um maior nível de ordem, em que a vitalidade aumenta e as energias são liberadas. Aqui poderia ocorrer uma crise de cura, porque agora a energia está disponível para o corpo se purificar e curar a si mesmo. Numa crise de cura, alguns dos sintomas originais da fase aguda poderiam surgir novamente, como parte do processo de cura. Quando entramos na fase Aérea, onde ocorreram as revelações do processo, muitas lições foram aprendidas e os processos de pensamento e atitude transformaram-se em padrões mais saudáveis e positivos. Chegamos de novo ao Éter e, dessa vez, numa ocasião em que enquanto retornamos a um estado mais equilibrado, talvez tenhamos a sensação de dispor de muito espaço. O ciclo completo está representado na Figura 5.3.

A construção da saúde está relacionada com esse movimento que parte da confusão e da dor e caminha no sentido de um maior equilíbrio e harmonia na vida. É importante lembrar que a base para esse processo é o nosso estado mental, os nossos pensamentos e atitudes. Esse é o estado em que criamos os campos para a saúde ou para a doença. Conforme o Dr. Stone costumava dizer: "Você é aquilo em que pensa." Para encerrar este capítulo, eu gostaria de compartilhar com vocês esta última citação do Dr. Stone, que talvez seja a melhor definição de doença que já vi:

> A saúde não é apenas o corpo. Ela é a expressão natural do corpo, da mente e da alma, quando estes estão em harmonia com a Vida. A verdadeira saúde é a harmonia com a vida que existe dentro de nós, consistindo em paz de espírito, felicidade e bem-estar. Ela não depende apenas de aptidão física mas, antes, é uma conseqüência da livre

expressão da alma através da mente e do corpo desse indivíduo. Essa pessoa irradia paz e felicidade e, em sua presença, todos sentem-se automaticamente felizes e satisfeitos.

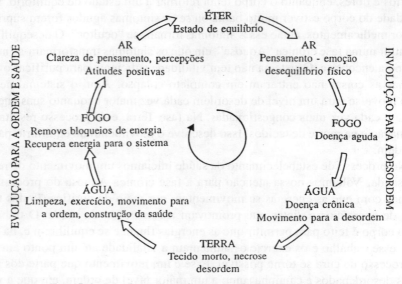

Fig. 5.3. Involução-evolução no processo patológico

CAPÍTULO SEIS

A Saúde e os Elementos

No próprio âmago da busca pela verdadeira saúde está a questão fundamental: para que serve a vida? Quais são as nossas metas pessoais, em termos do uso que fazemos do corpo e da mente? Qual é o propósito da dádiva divina que é a vida humana? A simples ausência de dor física nem sempre significa uma mente feliz. Temos direito a mais do que isso e há um propósito maior por trás da nossa vinda para este mundo. Cada um de nós está procurando a felicidade interior que deriva não das realizações externas mas da harmonia do nosso ser interior. De que serve a vida, a não ser para fazermos um esforço para alcançar uma maior percepção da consciência?

Terapeuta e Cliente

O Dr. Stone analisou a questão da saúde de um ponto de vista adotado apenas por alguns médicos e terapeutas, fazendo perguntas que eram fundamentais para o desenvolvimento da nossa vida. A saúde não é apenas a ausência de sofrimento ou de sintomas, mas também a "harmonia do nosso ser interior e uma "percepção mais elevada da consciência". Isso é de fundamental importância para a compreensão da terapia da polaridade. Quando firmamos um compromisso com a cura, estamos firmando um profundo compromisso com nós mesmos. Trata-se de uma exploração, de um profundo aprendizado, e há muitas implicações tanto para o terapeuta como para o cliente. No nível básico, existe a questão da confiança. A confiança deve ser conquistada; para que o cliente tenha confiança no terapeuta e em seus procedimentos, o tipo de contato entre eles deve ser muito profundo, e isso só pode acontecer se o terapeuta assumir o comando e dedicar-se por inteiro ao cliente. Isso significa dar *atenção* ao cliente, ter um *propósito* e *esforçar-se* por fazê-lo o melhor possível. O Dr. Stone escreveu que essas três qualidades são essenciais no relacionamento de cura. Quando estou com um cliente, ele ou ela são o meu mundo. Todos os meus problemas são colocados de lado: meu medo, raiva, ansiedade, sofrimento e preocupação. Torno-me receptivo e deixo a outra pessoa entrar dentro do meu ser. "Ouço" com todos os meus sentidos e dedico o máximo da minha atenção à pessoa. Isso significa que o terapeuta deve esforçar-se para contatar um lugar profundo dentro de si mesmo, antes que possa estabelecer um contato profundo com uma outra pessoa. Tenho de confrontar e fazer amizade com os meus próprios pensamentos, sentimentos e emoções, reconhecendo-os pelo que são e colocando-os de lado à medida que eles se manifestam nesse relacionamento muito especial entre cliente e terapeuta. Em termos de terapia de polaridade, isso é chamado de "encontrar o seu campo neutro" ou o seu "espaço etéreo" enquanto se está tratando uma outra pessoa. Ser neutro e ter a mente livre de opiniões, julgamentos e obrigações é essencial para que isso ocorra e requer que o terapeuta tenha consciência de seus pensamentos e sentimentos durante a sessão, para que eles não "interfiram" com o relacionamento. Isso não significa reprimi-los, mas sim reconhecê-los no momento em que surgem e colocá-los de lado enquanto você dirige toda a atenção para o contato com a outra pessoa. Em poucas palavras: estar presente por inteiro, para mim, significa estar com o cliente num espaço plenamente atento e receptivo, e com a mente tão calma e o coração tão aberto quanto possível.

Esse tipo de aproximação cria uma situação que estimula o cliente a também estabelecer um contato e a baixar suas defesas, permitindo-se confiar e colocar-se em posição vulnerável. Essa é uma grande responsabilidade para o terapeuta. O cliente está confiando os seus processos a você e tornando-se aberto e vulnerável. Quer se trate de um processo de doença, de um processo de pensamento, de um processo emocional ou de um processo psicológico, eles estão entregando o seu desdobramento aos cuidados desse terapeuta nesse encontro terapêutico. Na terapia da Polaridade acreditamos que, qualquer que seja o processo que estiver ocorrendo, ele é uma expressão da consciência da pessoa, um reflexo da sua "maneira de ser" — que está tomando forma. Todos os processos aparentemente diversos são apenas aspectos de *uma energia* e de *uma consciência* e isso, em última análise, deriva da própria Fonte.

O relacionamento de cura tem a ver com postura, compaixão, amor e unicidade no nível mais profundo.

O Método de Trabalho do Terapeuta da Polaridade

Exploremos os diversos níveis em que trabalha o terapeuta da Polaridade. Conforme mencionamos anteriormente, o Dr. Stone trabalhava com as três principais fases do processo de energia — enquanto as nossas energias se deslocam das esferas sutis para a forma física. Essas fases são os relacionamentos dos Cinco Elementos, o sistema nervoso e a estrutura do corpo e a forma. A fase mais formativa e importante é a dos Cinco Elementos. O terapeuta levanta informações a respeito do sistema de energia do cliente através de uma compreensão do modo como esses relacionamentos se aglutinam ou "se fundem" dinamicamente. Levantamos informações e indícios a partir da postura e da leitura do corpo; do modo como o cliente expressa pensamentos e emoções; e, mais importante do que tudo, pela nossa capacidade de perceber bloqueios no sistema dos Cinco Elementos por intermédio do toque. Quando "lemos" o corpo de uma pessoa, vemos que seus desequilíbrios assumem forma desde os seus processos interiores mais profundos. Nossos pensamentos, atitudes e vida emocional moldam o nosso corpo. O modo como sentimos e pensamos toma forma literalmente em nosso corpo físico. Bloqueios e desequilíbrios em qualquer elemento podem ser vistos fisicamente nas estruturas corporais, nos padrões de tensão, nas áreas com excesso de carne ou gordura, na textura, cor e temperatura da pele, e na elasticidade ou flacidez dos tecidos das diversas partes do corpo. Nada é arbitrário. Tudo reflete aquilo que somos. Existem dois aspectos a serem considerados a respeito daquilo que o corpo nos diz. O primeiro é uma noção geral acerca do modo como as energias da pessoa estão sendo usadas. Você pode olhar para a simetria geral do corpo e observar áreas de tensão ou desequilíbrios óbvios. Uma maneira rápida de fazer isso é comparar a parte de cima com a parte de baixo do corpo, um lado com o outro, a parte da frente com a parte de trás. A região do peito se "ajusta" à bacia? O peito é demasiado estreito ou a bacia é excessivamente larga? Um lado do corpo parece debilitado? A parte das costas está contando uma história diferente daquela contada pela parte da frente? A forma assumida pelo corpo lhe diz alguma coisa? (Veja a Figura 6.1.)

Allan apareceu no meu consultório queixando-se de dores lombares, retesamento dos ombros e de uma sensação geral de depressão, percebida como redução do nível de energia, irritabilidade, e pela impressão de ter uma "nuvem escura" pairando sobre ele. Seu corpo contava uma história muito clara. O peito parecia ser excessivamente "acolchoado", dando a impressão de que havia um excesso de carne entre ele e o mundo. Sua bacia parecia relativamente pequena. Seus braços tinham proporções razoáveis, mas as pernas eram demasiadamente leves e finas em comparação com a parte superior do corpo. Era como se toda a sua energia estivesse presa na região do peito, e apenas uma pequena parte estivesse chegando até o chão. Suas costas também estavam "recuadas". Apesar de bem acolchoado, parecia que seu peito tinha cedido a pressões e que a área dos ombros havia sido puxada para trás. Havia também uma diferença entre um lado e outro, e seu corpo parecia ter desmoronado do lado direito. Era como se seus ombros e a bacia tivessem se contraído um em direção ao outro.

Em sessões subseqüentes examinamos seu peito e a região do ombro e descobrimos que essas eram áreas muito protegidas, cheias de tristeza e de raiva reprimida. A vida cotidiana o afligia e seu lado direito — que é o lado mais expansivo e agressivo — tinha literalmente se contraído em resposta a essa postura. O excessivo acolchoamento na região do peito ajudava a proteger seu coração contra mais sofrimentos. A tensão na área dos ombros era a sua maneira de, literalmente, fugir do mundo; essa região também guardava raiva e ressentimento. A dor lombar localizava-se abaixo dessa área de retesamento, pois o excesso de tensão física exercia seus efeitos nesse local. Havia também uma faixa de tensão nessa área, logo acima do umbigo. Apenas uma pequena quantidade de energia estava alcançando o umbigo e suas pernas mal pareciam capazes de sustentá-lo. Ele era um indivíduo que tendia a ser dominado pela cabeça, que remoía preocupações e tinha dificuldade para colocar os pés no chão e lidar com o mundo, além

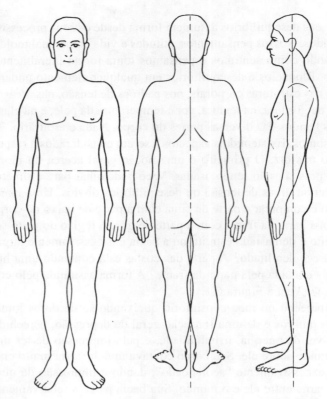

Fig. 6.1. Leitura geral do corpo. Comparação entre os aspectos relativos de todo o corpo. O peito se "encaixa" na bacia? Um lado é diferente do outro? Existem áreas onde se evidenciam tensões ou desequilíbrios?

de não ter uma abordagem muito prática em relação à vida e de não ser um bom comunicador.

O segundo aspecto da leitura do corpo consiste em, após uma avaliação geral, observar os relacionamentos dos cinco elementos tal como são vistos no corpo. Isso é feito examinando-se a tríade de relacionamentos corporais para cada elemento. Se nos lembrarmos de que cada elemento tem uma tríade de polaridade positiva, neutra e negativa na forma física, então poderemos começar a examinar essas áreas para ver de que modo essas energias ficaram desequilibradas.

No caso de Allan — o nosso exemplo acima —, o elemento Ar era o foco do seu desequilíbrio, com uma sobreposição de Fogo reprimido. Seu peito tinha ficado retraído e acolchoado para proteger seu coração. O Centro do Coração rege o elemento Ar, e a tristeza e o sofrimento aí mantidos afetaram todos os relacionamentos do Ar. A área "motora" do elemento Ar, na região dos ombros, também recuou e ocultou a raiva que recobria a dor sofrida pelo coração. O Fogo oculto era também visto como uma faixa de tensão que se estendia pela área do plexo solar, dando a volta no corpo e chegando até a parte superior da região lombar, onde a dor era sentida. O seu diafragma, um músculo relacionado com o Ar, estava muito retesado, e apenas uma pequena parte da energia era sentida na bacia — o pólo neutro do elemento Água.

Sua bacia, para ele, era como um território desconhecido. Suas panturrilhas e tornozelos, áreas do pólo negativo do Ar, estavam finos e carentes de nutrição, já que a maior parte da energia era mantida no peito, nos ombros e no diafragma. Com essas informações foi possível formar um quadro dos desequilíbrios elementares de Allan. Com base em informações fornecidas por ele ou obtidas pela observação do modo como ele se relacionava comigo e com os outros, bem como a partir do exame de seus processos emocionais e problemas físicos, emergiu uma descrição.

Associada à sensibilidade de um terapeuta experimentado, para fazer a energia fluir por intermédio do trabalho de toque, a sessão pode começar a se desenvolver e o terapeuta pode acompanhar a singular expressão do sistema humano de energia sem-fio nessa pessoa.

A leitura do corpo com os Cinco Elementos tem dois aspectos: "tipo de compleição" e relacionamentos das tríades elementares. O tipo de compleição diz respeito à estrutura geral do corpo e às suas tendências. O tipo de compleição é determinado no momento da concepção, mas pode ser afetado por desequilíbrios e compensações nas tríades de energia. Assim, uma pessoa com um corpo do tipo Fogo — em geral é bem-proporcionado e musculoso (sem exercícios), pode estar recoberta por um desequilíbrio no elemento Água visto no excessivo acolchoamento dos quadris e das coxas. Os relacionamentos ligados às compleições podem ser vistos na Figura 6.2.

O tipo de compleição lhe conta as tendências gerais de uma pessoa. Você pode ver a estrutura geral, sua tendência para um ou mais elementos e a tendência do sistema de energia para expressar-se em um ou mais elementos específicos. Isso pode indicar tanto pontos fortes como debilidades. Dessa maneira, uma estrutura do "tipo Fogo" indicaria uma pessoa com uma tendência para um bom nível de energia vital; contudo, o *modo* como as pessoas usam essa energia depende apenas delas. Ela tanto pode ser usada de forma aberta e *sincera*, para ajudar os outros e para obter uma melhor compreensão da vida, ou ser escondida e reprimida, manifestando-se apenas na forma de jogos de poder e de manipulação. Nenhum tipo de compleição é bom ou ruim; eles apenas indicam tendências. O fundamental é saber como as pessoas aprendem as suas lições dentro dessa estrutura. O Dr. Stone tinha uma compleição acentuadamente "terrena". Ele poderia ter-se inclinado para a cristalização e a indolência mas, em vez disso, preferiu usar os aspectos positivos da Terra em proveito de si mesmo e dos outros. Ele aprendeu as suas lições num nível muito profundo.

TIPOS DE COMPLEIÇÃO

AR 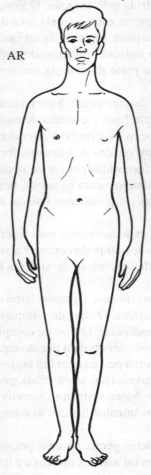 FOGO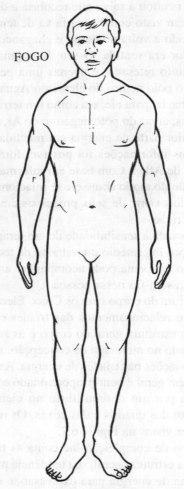

Pouco desenvolvido, estrutura delicada, magro, franzino, alongado/ossos finos/ leve, área lombar estreita.

Ectomorfo

Constituição média, aspecto equilibrado, musculoso sem precisar de exercícios, bem-proporcionado, peso moderado, região lombar média.

Mesomorfo

Procure perceber o tipo básico do corpo ou combinação de tipos. Isso lhe permitirá conhecer as tendências gerais da pessoa e quais poderão ser os seus pontos fortes e fracos.

Fig. 6.2. Tipos de Compleição

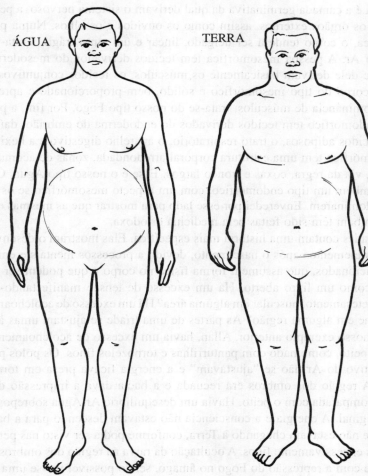

Constituição médio-robusta, corpulento, excesso de gordura, nádegas grandes, peito cheio, excesso de peso, região lombar larga

Endomorfo

Constituição maciça, pescoço grosso e curto, braços e pernas grossos, semelhante a um "tronco de árvore", dá a impressão de estar muito "ligado à terra"

Endomorfo

Os tipos de compleição também correspondem às categorias médicas ortodoxas da ectomorfia, mesomorfia e endomorfia. O indivíduo ectomórfico tem uma estrutura corporal construída basicamente de tecidos que derivam do ectoderma do embrião. Desse modo, a pessoa é do tipo embrionário ou fetal. O ectoderma é a camada germinativa da qual derivam o sistema nervoso, a pele, os cabelos e os órgãos externos, assim como os ouvidos e os olhos. Numa pessoa ectomórfica, o corpo tende a ser delgado, linear e um tanto frágil. Trata-se do nosso tipo Ar. A pessoa mesomórfica tem tecidos derivados do mesoderna do embrião, e dele derivam basicamente os músculos, os tecidos conjuntivos e os ossos. O corpo do tipo mesomórfico é sólido, bem-proporcionado e apresenta uma predominância de músculos; trata-se do nosso tipo Fogo. Por fim, a pessoa do tipo endomórfico tem tecidos derivados do endoderma do embrião: daí derivam os tecidos adiposos, o trato respiratório, o aparelho digestivo e a bexiga. O tipo endomórfico tem uma estrutura corporal arredondada, zonas de acúmulo de gordura e, via de regra, coxas e tronco largos. Esse é o nosso tipo Água. O tipo Terra é também um tipo endomórfico, com um aspecto mesomórfico se os músculos predominarem. Enveredei por esse lado para mostrar que as mesmas observações também têm sido feitas pela medicina ortodoxa.

As tríades contam uma história mais específica. Elas mostram o desenvolvimento dos elementos após o nascimento, devido a processos mentais e emocionais condicionados, que assumem forma física no corpo e que podem ser interpretados como um livro aberto. Há um excesso de tensão manifestando-se na forma de retesamento muscular em alguma área? Há um excesso de acolchoamento ou de carne em alguma região? As partes de uma tríade se ajustam umas às outras? Em nosso exemplo anterior, Allan, havia um excesso de acolchoamento na região do peito, combinado com panturrilhas e tornozelos finos. Os pólos positivo e negativo do Ar não se "ajustavam" e a energia ficava presa em torno do coração. A região dos ombros era recuada e a bacia dava a impressão de ser pequena comparada com o peito. Havia um desequilíbrio Ar/Água sobreposto ao padrão original. A energia e a consciência não estavam descendo para a bacia e certamente não estavam chegando à Terra, conforme podia ser visto nas pernas e tornozelos excessivamente finos. A ocultação da raiva na região dos ombros relacionava-se com a repressão do Fogo no âmago, sendo possível ver-se uma faixa de tensão na área do plexo solar.

A tríade de relacionamentos pode contar-lhe uma história esclarecedora se você se sintonizar com ela. A leitura do corpo pode proporcionar-lhe uma impressão global de uma pessoa. Depois disso, é necessário preencher as lacunas — observando o modo como o cliente se relaciona consigo mesmo, com os outros, com seus amigos, família, situações profissionais, etc. De que maneiras as energias dessas pessoas são expressas em seus comportamentos, nas suas relações com o mundo? Quais elementos parecem ter um papel mais destacado? Posso dar aqui o exemplo de uma senhora idosa com quem trabalhei durante um longo período. Ela entrou em minha sala certo dia e minhas primeiras impressões eram de que tinha movimentos lentos e ligados à Água; seu comportamento expressava sofrimento e depressão e indicava que ela era muito carente. Tive minha atenção despertada pelo seu elemento Água. Seu corpo era muito acolchoado, apático — como depósitos de água lamacenta. Ao sentar-se, ela me transmitiu a impressão de uma baixa vitalidade e pouco Fogo. Depois a torrente se abriu e ela começou a falar sem parar, lamentando-se e resmungando. Ela em geral gastava muita energia expressando-se verbalmente. Havia um falta de ordem em suas palavras e padrões de pensamento, o que indicava um desequilíbrio no elemento Ar. Ela falou muito, mas pouco do que disse tinha um significado profundo. Essa era a sua maneira de "descarregar" e controlar a situação. Embora houvesse muito sofrimento por trás das palavras, estas em si não eram importantes.

No decorrer da série de sessões, manifestou-se um claro desequilíbrio Ar/Água. Uma grande quantidade de energia estava presa em pensamentos erráticos e em preocupações, e emergiram do passado muitos problemas relacionados com o amor, com a sexualidade e com os seus relacionamentos. Ela prendeu sua energia da Água na região pélvica e não conseguiu ligar-se à Terra. O Ar — que tem um relacionamento dinâmico com a Água — ficou desequilibrado, e o sistema de energia libertou sua pressão através de pensamentos e discursos fantasiosos. A vitalidade que ficou aprisionada neste ciclo era tão grande que as suas reservas vitais — o seu Fogo — sempre estavam baixas. Conquanto seja grande a quantidade de informações que pode ser obtida pela leitura do corpo, esta é apenas uma das muitas técnicas disponíveis. No exemplo anterior, eu obtive informações através de todos os meus sentidos. Vi sua linguagem corporal; o modo como ela se sentou e se moveu em minha presença, a estrutura e a forma de seu corpo e seu aspecto e comportamento de uma maneira geral. Ouvi suas palavras, sua voz e senti o que estava por trás das palavras. Tentei compreender claramente seus pensamentos e atitudes e observei, senti e ouvi o desenvolvimento de sua vida emocional. Às vezes você pode cheirar mudanças numa pessoa quando o corpo dela produz odores que reagem com os seus diversos estados. Mais importante do que tudo, durante as sessões eu sentia os padrões de energia do seu corpo e seguia a sua singular expressão dos padrões de energia sutil.

O terapeuta da Polaridade, portanto, obtém informações a respeito de uma pessoa e as traduz em termos das energias dessa pessoa. Trata-se de um processo de montagem gradual da imagem de alguém ao longo de um certo número de sessões. Para obter o máximo de informações, é importante fazer a distinção entre suas opiniões, projeções, palpites e intuição, de um lado, e aquilo que você realmente ouve ou vê, de outro. No caso de Allan, por exemplo, vi seus ombros e peito recuados, e aparentemente deformados. A partir disso pude inferir que havia muito sofrimento em sua vida e uma tentativa de fugir de relacionamentos que pudessem fazê-lo sofrer. Vi seus ombros tensos e pude deduzir que havia muita raiva armazenada ali. Essa possibilidade foi confirmada posteriormente, mas no início eu não tinha como ter a certeza de que minhas inferências correspondiam à realidade. Quanto mais o terapeuta estiver perto daquele espaço neutro ou etéreo de que falamos, mais precisas serão as informações a respeito da pessoa, pois menor será a probabilidade de que elas sejam influenciadas pelos desequilíbrios do próprio terapeuta — suas projeções, temores, preocupações, inseguranças, confusões, etc. Isso mais uma vez implica que o terapeuta tem de estar sempre trabalhando consigo mesmo para aclarar os próprios problemas, fazer amizade consigo mesmo e evitar projetar sobre o cliente questões que dizem respeito apenas a si próprio. Os relacionamentos transformam-se num mútuo aprendizado, numa verdadeira dança.

Vamos analisar o trabalho corporal acompanhando as três principais fases de energia à medida que ela toma forma no corpo físico. Essas três fases são os padrões do sistema nervoso e os padrões físicos da estrutura e da forma do corpo. Em primeiro lugar vêm os padrões dos Cinco Elementos. Os terapeutas da Polaridade conhecem os vários relacionamentos dos elementos quando eles ocorrem na forma física. Os padrões dos Cinco Elementos são padrões de pulsação de energia que se entremesclam e se sobrepõem para formar um intricado holograma de energia. É esse "ovo" entremesclado de energia pulsante que está por trás da manifestação física. Os padrões serão abordados de uma maneira um tanto artificial — vamos isolar os diversos padrões principais e falar sobre as conseqüências dos bloqueios e desequilíbrios de energia em seu fluxo. Todavia, temos de compreender que estamos na verdade falando sobre os aspectos de *um* sistema de energia e que um desequilíbrio num aspecto irá desequilibrar os padrões com ele relacionados.

Antes de fazermos isso, precisamos revisar alguns conceitos básicos. Vivemos num universo ordenado em que os relacionamentos de energia são um reflexo dessa ordem. Os padrões de energia dos seres humanos assumem um determinado padrão de ordem enquanto os dos cães assumem um outro. Essa ordem ou padrão não diz respeito apenas à quantidade ou posição, mas também tem a ver com qualidade — natureza da percepção, da consciência ou do modo de vida. As energias de nosso corpo assumem padrões muito específicos em relação a esse movimento ordenado. Esses padrões e fluxos de energia relacionam-se uns com os outros através do que poderia ser chamado de "relacionamentos harmônicos". Assim, padrões de energia de natureza similar vibram em ressonância uns com os outros. É como tocar o "Dó médio" num piano: todos os outros "Dós" também irão vibrar. Eles apresentam aquilo que é chamado de ressonância um com o outro. Se você observar a Figura 6.3, verá aquilo que é conhecido como Diagrama de Zonas de Polaridade.

As três zonas, positiva-negativa-neutra, delineiam o harmônico geral de energia — conforme as energias pulsam para dentro, em sua fase centrífuga, e para fora, em sua fase centrípeta.

Essa pulsação geral define zonas de relacionamento de energia que integram um padrão harmônico ou ressonante. Por conseguinte, todas as zonas positivas ressoam entre si, todas as zonas negativas ressoam entre si, e o mesmo acontece com as zonas neutras. Um bloqueio em alguma zona produz bloqueios em outras zonas afins. Os pés — as áreas mais yin e mais negativas do corpo — refletem velhos desequilíbrios crônicos existentes no âmago do corpo. As mãos, que em geral são neutras, refletem os desequilíbrios mais recentes — e mais agudos —

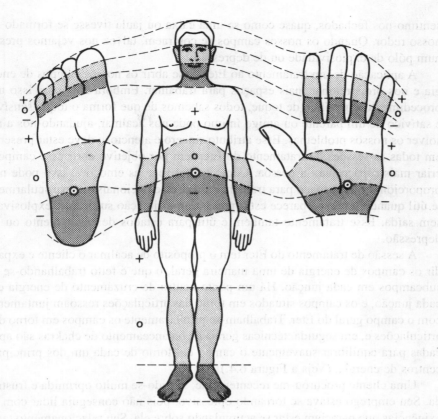

Fig. 6.3. Diagrama das Zonas de Polaridade: dor, bloqueio e contração em qualquer zona têm bloqueios harmônicos similares em zonas correspondentes

nessas mesmas áreas. Bloqueios existentes em qualquer zona podem ser localizados em zonas similares e liberados simultaneamente nas duas zonas através de contatos manuais bipolares. Esses relacionamentos tornam-se muito mais complexos quando começamos a revesti-los com os padrões dos Cinco Elementos.

Os Relacionamentos do Elemento Éter

Examinemos novamente os relacionamentos do elemento Éter e vejamos como esses relacionamentos podem ser afetados pelo toque do terapeuta perito. No Capítulo 4 falamos sobre a natureza do elemento Éter. Ele é o primeiro dos elementos físicos a se manifestar e é o que está mais próximo dos atributos de neutralidade e paz, qualidades que estão em ressonância com a própria Fonte. Num nível prático, o Éter é espaço; ele é o elemento do campo. Conforme temos visto, ele cria espaço para que os outros elementos possam se desdobrar — sendo, portanto, a matriz que permite um movimento num nível sutil. Quando nossos campos estão contraídos, em geral devido a reações de cansaço mental e emocional,

119

sentimo-nos fechados, quase como se uma caixa ou jaula tivesse se formado ao nosso redor. Quando os nossos campos se contraem, talvez nos vejamos presos num pólo de explosividade ou de depressão.

A aplicação de um tratamento ao Éter pode abrir os nossos campos de energia e nos proporcionar mais espaços para trabalhar. Embora haja para isso um procedimento específico de toque, todos sabemos de que forma o toque sensível e satívico de um parente ou amigo íntimo pode nos acalmar, ajudando-nos a resolver os nossos problemas. Esse atributo sincero e atencioso deve estar presente em todas as sessões. O tratamento do Éter tem por objetivo abrir esse campo e criar mais espaço para a pessoa. Como o Éter rege as emoções, isso pode nos proporcionar mais espaço para trabalhar as crises emocionais, e é particularmente útil quando a pessoa parece estar presa a uma situação sufocante, explosiva e sem saída. Esse tratamento também é útil para estados de esgotamento ou de depressão.

A sessão de tratamento do Éter tem o propósito de acalmar o cliente e expandir os campos de energia de uma maneira geral, o que é feito trabalhando-se os subcampos em cada junção. Há um ponto neutro de cruzamento de energia em cada junção, e os campos situados em torno das articulações ressoam juntamente com o campo geral do Éter. Trabalham-se primeiramente os campos em torno das articulações e, em seguida, técnicas gerais de balanceamento de chakras são aplicadas para equilibrar suavemente o campo em torno de cada um dos principais centros de energia. (Veja a Figura 6.4.)

Uma cliente procurou-me recentemente, sentido-se muito oprimida e frustrada. Seu emprego estava se tornando opressivo, pois não conseguia lidar com as exigências que pareciam estar se acumulando sobre ela. Seu relacionamento também parecia exigir muito dela, e usualmente sentia-se sobrecarregada de preocupações. Fizemos uma sessão de tratamento do Éter e, depois disso, ela se sentiu muito mais leve. "Era como seu eu estivesse sendo enchida, como um balão", disse ela. Nesse momento, conseguimos conversar sobre a sua situação a partir de uma perspectiva mais ampla e mais clara. Sentindo-se mais livre, ela pôde trabalhar com os seus processos no trabalho e em casa. Conseguiu compreender de que modo atraía as exigências para si e percebeu que tinha a necessidade de fazer todas as outras pessoas felizes e seguras, à sua própria custa. Ela também tinha uma tendência para avaliar o próprio valor pela aprovação dos outros. Desse modo, no trabalho ela assumia mais tarefas do que aquelas de que podia dar conta e tentava ser uma "mãe" para todo mundo. Isso transbordou para o seu relacionamento com o namorado, onde ela assumiu a responsabilidade por todo o trabalho doméstico, pelas compras, pela preparação da comida e pelo bem-estar do companheiro. Ela literalmente não tinha um espaço para si mesma. Tendo criado um espaço para si mesma nas sessões, passou então a se esforçar para criar um espaço em sua vida. A sessão para o tratamento do Éter pode ser um poderoso movimento rumo a uma maior calma e liberdade. Com a ajuda de um terapeuta habilidoso, ele pode se usado para criar espaço e fazer um inventário da vida do indivíduo.

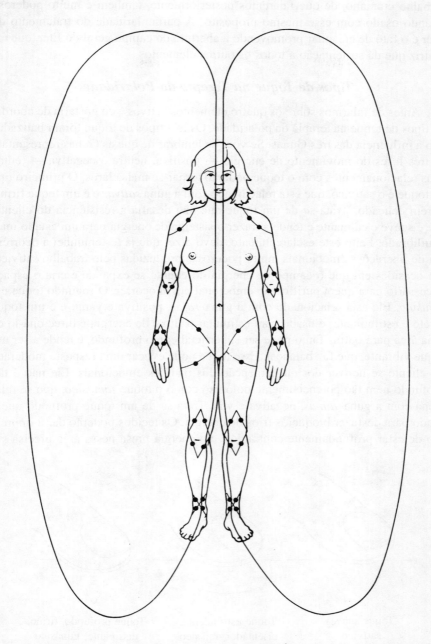

Fig. 6.4. O tratamento dos relacionamentos do Éter, mostrando as áreas de contato para o tratamento do Éter

Qualquer tratamento feito com aquilo que é chamado de toque "satívico" ou neutro também pode ajudar a pessoa a entrar em contato com o seu âmago. O trabalho craniano, de que falaremos posteriormente, também é muito poderoso quando usado com esse mesmo propósito. A particularidade do tratamento do Éter é o fato de ele atuar promovendo a abertura do campo geral do Éter, que é a matriz que dá sustentação a todos os outros elementos.

Tipos de Toque na Terapia da Polaridade

Antes de falarmos sobre os quatro elementos "ativos", eu gostaria de abordar os tipos de toque na terapia da polaridade. Os três tipos de toque foram batizados sob a influência das três Gunas. Se você se lembrar de que as Gunas representam as três fases do movimento de energia — positiva, neutra e negativa —, então seus relacionamentos com o toque poderão tornar-se mais claros. O primeiro tipo de toque é o satívico, que está relacionado com a guna *sattvas* e é um toque firme, porém delicado. Trata-se de um toque que não desafia a resistência do cliente. Ele é suave e calmante e tende a trazer o sistema de energia para um estado mais equilibrado. Feito este esclarecimento, devo dizer que já testemunhei a ocorrência de liberações emocionais muito poderosas produzidas pelo trabalho satívico, em ocasiões em que o campo de energia do cliente se expande e cria o espaço necessário para que a purificação emocional possa ocorrer. O segundo toque é o *rajásico*. Ele está relacionado com a guna *rajas*, positiva e yang, e é um toque direto e estimulante: é usado para estimular o fluxo de energia e direcioná-lo de uma área para outra. Tanto pode ser superficial como profundo, e tende a ser um toque vibrante, que faz balançar. Esse toque pode evocar uma resposta moderada do cliente se houver dor ou percepção dos padrões emocionais. Ele não é tão profundo nem tão potencialmente doloroso como o toque *tamásico*, que se relaciona com a guna *tamas*, negativa e yin. Trata-se de um toque profundo que é usado para desfazer bloqueios frios de energia. Os tecidos poderão dar a impressão de estar profundamente contraídos, e a energia presa nessa área precisa ser

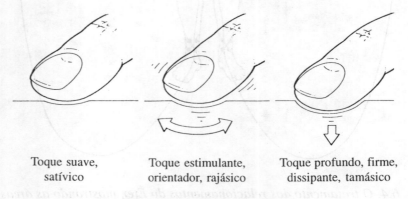

Fig. 6.5. Os três tipos de toque

dispersada e, depois, direcionada para seus relacionamentos polares (a serem vistos mais adiante). O toque tamásico pode ser muito doloroso se houver uma grande congestão nos tecidos conjuntivos. Todos os três tipos de toque podem ser usados juntos em qualquer momento, conforme a intenção do profissional. Eles estão descritos na Figura 6.5.

Os Relacionamentos do Elemento Ar

Vamos agora investigar o elemento Ar, seus relacionamentos e técnicas. O elemento Ar é o mais formativo dos elementos. Ele rege o movimento e, quando surgem bloqueios de energia, o movimento fica estagnado. É muito comum, por exemplo, a ocorrência de "bloqueios Aéreos" produzidos por depósitos de gás estagnado nos tecidos conjuntivos. Se o cólon estiver congestionado, pode haver acúmulo de gases nos tecidos conjuntivos circundantes. Depósitos semelhantes são encontrados em qualquer área em que o elemento Ar e o movimento que ele rege tenham se estagnado. O corpo é muito inteligente e desloca dos órgãos vitais para a periferia os produtos de excreção e o excesso de toxinas. Assim, os bloqueios Aéreos e os resíduos gasosos podem comumente ser encontrados nos tecidos conjuntivos e nos reflexos Aéreos periféricos, no antebraço e nas panturrilhas. O Dr. Stone falou sofre isso em seu livro *Polarity Therapy*:

> Como o princípio aéreo é a essência fundamental nas correntes de vida no corpo, ele é também o que está envolvido com maior freqüência com as dores, enquanto efeito negativo. Gases sob pressão podem difundir-se e manifestar-se como sintomas dolorosos nos tecidos musculares, nos intestinos e até mesmo na cabeça, de forma muito semelhante ao que acontece quando há uma bolha de gás num cano de água quente.

O elemento Ar está estreitamente ligado ao Centro do Coração, e seus relacionamentos são fortemente afetados por sentimentos sinceros. Já vi muitos clientes desabafarem seus sentimentos, especialmente a tristeza e a mágoa, quando as energias do Centro do Coração e da oval do Ar se abrem. Esses sentimentos podem rapidamente se transformar numa grande alegria e no maravilhoso atributo do amor altruísta, quando o coração se abre e se livra de anos e anos de mágoas e aversões. Esse amor, que não está preso a nenhum objeto e não tem expectativas e necessidades neuróticas, permite-nos estabelecer um contato profundo com o atributo universal da alegria e da receptividade. Diz-se que é o amor que mantém o universo em funcionamento; ele é a ordem que a partir do caos cria a forma; ele é a energia do Tao; o amor de Deus. Essas são as grandes possibilidades que se configuram quando permitimos que o elemento Ar flua livremente para buscar sua fonte mais profunda.

As Figuras 6.6 e 6.7 mostram algumas das principais áreas reflexas do elemento Ar e alguns dos pontos de contato mais comuns. Os dois diagramas focalizam as duas principais tríades do elemento Ar. Um lida com os relacionamentos pulmão/peito/cólon/panturrilhas, e o outro, com a tríade fetal formada pelos ombros-rins-tornozelos.

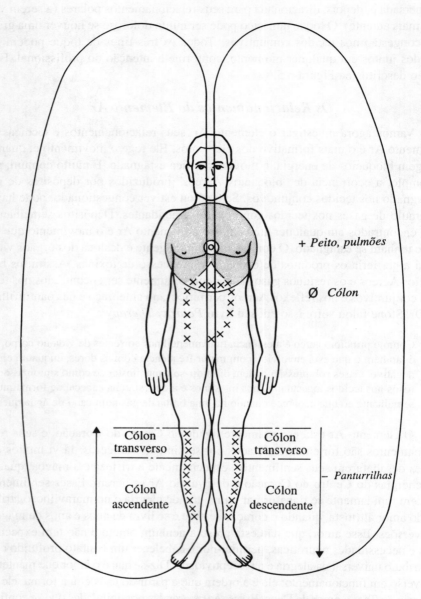

Fig. 6.6. Relacionamentos anteriores do tratamento do Ar

- Em geral, pode-se trabalhar simetricamente em torno da oval do Ar — de cima para baixo, de um lado para o outro, da frente para trás.
- Pode-se relacionar pontos reflexos do cólon com pontos das panturrilhas e com pontos similares em áreas reflexas do cólon, entre as omoplatas, nos pés (veja diagrama de zonas), tornozelos, braços e mãos.

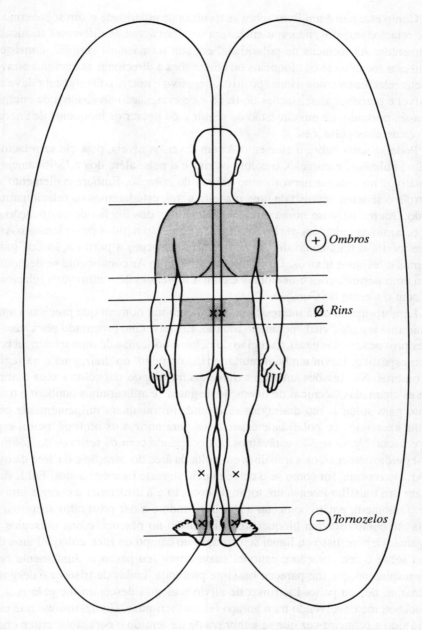

Fig. 6.7. Relacionamentos posteriores do tratamento do Ar

- Pode-se trabalhar por partes na linha corrente do Ar, por meio do diagrama de zonas.
- Há também um tratamento geral para liberar as áreas do diagrama relacionadas com o Ar e com as omoplatas, e técnicas específicas para o cólon.

Como este não é um livro sobre as técnicas de polaridade e sim sobre conceitos e relacionamentos, não vou entrar em detalhes sobre as diferentes técnicas e tratamentos. As técnicas de polaridade, em sua forma mais simples, consistem em liberar localmente os bloqueios ou congestões e direcionar as energias através de seus relacionamentos trinos (positivo, negativo e neutro). O terapeuta deve ser sensível e perceber as sensações de fluxo e de estagnação no sistema de energia. Trata-se, portanto, de uma questão de seguir e de liberar os bloqueios de energia através de suas pulsações.

Pode-se atuar sobre o elemento Ar em diversos níveis, pois ele se relaciona com os pulmões, o coração, o cólon, os rins e a pele, além dos relacionamentos formativos no sistema nervoso e no chakra do coração. Embora o elemento Ar controle o sistema nervoso de uma maneira geral, estudaremos os relacionamentos do sistema nervoso numa outra seção. Muitos dos órgãos de purificação do corpo, como os pulmões, os rins, o cólon e a pele, são regidos pelo elemento Ar e, desse modo, o tratamento do Ar está relacionado com a purificação dos gases internos e resíduos tóxicos. Os padrões do elemento Ar comumente se desequilibram com perturbações emocionais e com a repressão de sentimentos relacionados com o Centro do Coração.

Lembro-me de uma interessante sessão com um homem que precisava apresentar uma atitude "viril" perante o mundo. Ele havia me procurado por causa de dores provocadas por gases na região do cólon e por causa de uma tendência para cólon espástico. Havia também muita tensão no peito, no diafragma e na região dos ombros. Nas sessões anteriores tínhamos trabalhado seu cólon e seus ombros com as chamadas "técnicas de liberação de gases" e aplicáramos também o tratamento para soltar o seu diafragma. Ele também trabalhara diligentemente com alguns exercícios de polaridade específicos para abrir seus ombros, peito, espinha e bacia. Nessa sessão estávamos nos ocupando com os reflexos do cólon e, em seguida, começamos a trabalhar em volta da área do coração e da área da oval do Ar. De repente, foi como se o coração dele sugasse os meus dedos. Fui levado a fazer um trabalho intenso em torno do coração e a direcionar a energia através dele. O homem, então, começou a respirar fundo e a dar profundos suspiros, os quais até então estavam bloqueados pela tensão no pescoço e nos músculos da garganta. Depois disso eu liguei seu coração ao campo do Éter, coloquei uma das mãos sobre o seu coração e estiquei suavemente seu pescoço. Juntamente com uma respiração que me pareceu bastante profunda, ondas de tristeza e desgosto emanaram de seu peito. Lágrimas de alívio e alegria desceram-lhe pelo rosto e ele acabou me envolvendo num abraço feliz e lacrimoso. Confessou-me que essa havia sido a primeira vez que se lembrava de ter sentido o coração aberto e cheio de confiança e alegria. Quando ficou de pé, todo o seu corpo havia mudado. Seus ombros estavam muito mais abertos, o peito relaxado e todo o seu corpo parecia afundar na terra. O elemento Ar diz respeito a um modo de vida franco e generoso, dando, recebendo e movendo-se através da vida; sentir seus relacionamentos abertos e fluidos pode ser uma experiência maravilhosa.

Relacionamentos do Elemento Fogo

O Fogo é a próxima etapa de redução no movimento dinâmico da energia rumo à forma. O Fogo, conforme já vimos, é a força propulsora fundamental que existe dentro de nós. Ele é sentido no calor do nosso coração, do nosso corpo e também no calor do processo de cura. Ele é o valor da digestão e as energias que estão por trás da raiva e do perdão. É o Fogo que fornece a energia vital para todas as partes do corpo, com os seus padrões espiralados de energia. O Dr. Stone fala sobre os relacionamentos do Fogo em *Polarity Therapy*:

> O pólo superior se manifesta no brilho dos olhos e desce para a região do coração e do peito na forma de respiração e de calor ígneo do sangue — para suprir as necessidades de todas as células do corpo. Ele cruza o abdômen na região do umbigo, onde se transforma no fogo da digestão na área do baço e no plexo solar. Ele se concentra especialmente no duodeno, como uma sede emocional do princípio do Fogo, e também na vesícula e no ducto biliar, como órgãos da raiva, do ciúme, da inveja, do ódio e do amargor. Sua terceira função está ligada à ação e ao movimento, e se manifesta na habilidade com as mãos no pólo neutro, e na corrida, através da ação das coxas.

Desequilíbrios no Fogo podem afetar os órgãos digestivos e causar desequilíbrios na digestão dos alimentos, produzindo fermentação e liberação de gases. Os próprios órgãos podem ficar energeticamente bloqueados e isso é muito comum, já que muitas pessoas de nossa cultura têm dificuldade para lidar com a sua raiva. Um outro problema que freqüentemente afeta o nosso Fogo é a exaustão e o excesso de estimulação. Vivemos numa sociedade em que existe constante estimulação e fornecimento de informações em muitos níveis. Rádios, televisores e computadores espalham informações sobre nós e o nosso trabalho tende a ser sedentário e exaustivo. Por isso, há uma tendência para exaurirmos o nosso Fogo quando lidamos com todos esses problemas. A maioria de nós precisa aprender maneiras de relaxar para conservar o Fogo, dietas apropriadas para alimentá-lo e intensificá-lo, e exercícios que equilibram e estimulam a liberação do Fogo. A maioria de nós precisa analisar o nosso relacionamento com a raiva, a forma como lidamos com a nossa raiva e como processamos energeticamente a raiva e o ressentimento dentro do nosso corpo. Isso basicamente significa nos tornarmos mais conscientes dos nossos sentimentos, do modo como eles surgem e de como suprimi-los, reprimi-los ou expressá-los. A raiva, como qualquer outra emoção, é energia. Quando estamos em contato com o seu impulso energético, podemos então trabalhar com ela. Mas se nos identificarmos completamente com ela, transformando-nos nesse impulso, então não haverá nenhuma possibilidade de mudança.

Os padrões do Fogo são mostrados nas Figuras 6.8, 6.9 e 6.10. A Figura 6.8 mostra as áreas da tríade do Fogo e os pontos de contato. A Figura 6.9 mostra a Corrente do Princípio do Fogo que, com seus pontos de contato, estimula e equilibra o Fogo bloqueado. A Figura 6.10 mostra a Corrente Espiral que, com seus pontos de contato, dispersa o Fogo por todo o sistema de energia.

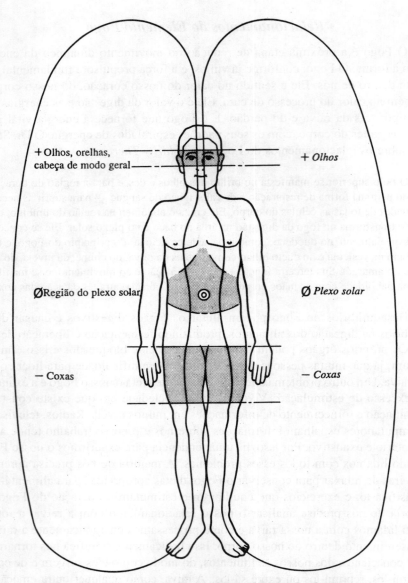

Fig. 6.8. Relacionamentos gerais da Tríade do Fogo

Para desobstruir de maneira geral os relacionamentos do Fogo.
- Pode-se trabalhar em torno da oval do Fogo, na cabeça, e com os reflexos do Fogo, no occipício, olhos e ouvidos.
- Pode-se fazer um tratamento geral para liberar a região do plexo solar e as coxas.
- Através do diagrama de zonas de polaridade, pode-se relacionar áreas reflexas do Fogo com os reflexos nos pés.

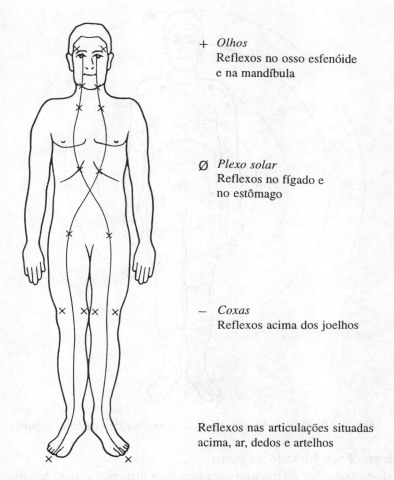

Fig. 6.9. Relacionamentos do tratamento do princípio do Fogo

Para estimular e equilibrar os relacionamentos do Fogo no corpo.
* Pode-se trabalhar através dos diversos reflexos para estimular e equilibrar o Fogo; as principais áreas reflexas são apresentadas.

    Devido à sua natureza rajásica e estimulante, os padrões do elemento Fogo são relativamente fáceis de ser vivenciados tanto pelo terapeuta como pelo cliente. Quando fluem de uma maneira aberta e harmoniosa, tem-se a impressão de que uma cordialidade e uma energia ilimitada estão disponíveis. Quando bloqueadas ou reprimidas, o resultado é exaustão e doença. Numa sessão de terapia, uma liberação do Fogo poderá ser sentida pelo cliente na forma de calor, entusiasmo penetrante, formigamento, tremor, ou por uma sensação geral de "arrebatamento". O Fogo rege o sistema digestivo e seu livre fluxo é necessário para que a digestão possa ocorrer de forma plena e saudável. O Fogo é o elemento de purifi-

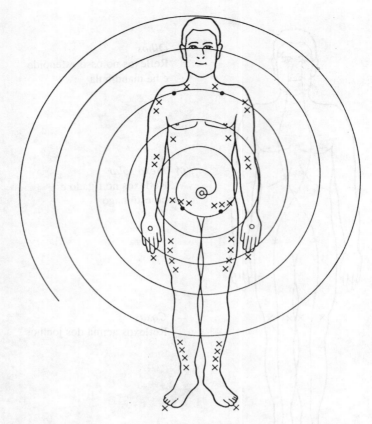

Fig. 6.10. Relacionamentos do tratamento da corrente espiral

Dispersa o Fogo por todo o sistema.
- Pode-se trabalhar do umbigo para fora para dispersar o fogo bloqueado.

cação e rege o fígado, que é um órgão fundamental na digestão e na desintoxicação. Quando o Fogo está fluindo bem, o fígado e a vesícular biliar conseguem cumprir seus papéis. O estômago, o baço, o intestino delgado e o pâncreas (em suas funções digestivas) também são regidos pelo elemento Fogo. A ocultação ou repressão do Fogo, por meio de processos mentais ou emocionais, afeta sensivelmente os órgãos com ele relacionados.

    Estive tratando um cliente durante mais de um ano. Ele havia me procurado por causa de uma dor na região lombar e considerava a dor e as sessões um "trabalho físico". Falamos sobre a conexão entre o corpo e os processos mentais e emocionais, mas essa, para ele, não era uma realidade "tangível". Suas costas melhoraram sensivelmente e concordamos em interromper as sessões. Mais de um ano depois ele voltou a me procurar mas, dessa vez, suas intenções eram muito diferentes. Mudanças estavam ocorrendo em sua vida. Ele se mudara para o campo, trabalhava agora num emprego menos cansativo e, acima de tudo, a construção de um relacionamento mais profundo com sua esposa concedeu-lhe "espaço" para analisar mais demoradamente a sua vida. Ele estava mais consciente das sensações do corpo e mais receptivo para um trabalho mais profundo. Uma sessão ulterior demonstrou dramaticamente uma profunda liberação do fogo.

Começamos a sessão falando sobre os seus anos como aluno de colégio interno, que haviam sido uma época muito infeliz de sua vida. Comecei a trabalhar as áreas da tríade do Fogo e esforcei-me para liberar a área do plexo solar e os pontos reflexos nas coxas. Era como se o plexo solar estivesse preso por um nó e ele tivesse muita dificuldade para me deixar penetrar nessa área. Despendemos muito tempo trabalhando com o toque e a respiração para estimulá-lo a se soltar. Em seguida, passei para os reflexos do Fogo nos ouvidos. Esses são extremamente dolorosos. De repente, o rosto do cliente ficou vermelho e houve uma explosão espontânea de gritos, acompanhada de socos e pontapés. Correntes de raiva cruzaram o seu corpo e, logo depois, transformaram-se na tristeza e na mágoa subjacentes à sua raiva. Soluços acompanhados de lágrimas sacudiram violentamente o seu corpo. Falamos sobre seus anos de infância, sobre o isolamento, a dor e a solidão de uma criança que fica longe de casa e dos pais durante tanto tempo. A sensação de impotência e privação influenciava havia muito tempo o restante de sua vida. Ele sentiu que muitos e muitos anos de sofrimento tinham sido liberados. Quando o Fogo se movimenta, muita coisa pode acontecer. Ele sentiu sua força e seu poder — possivelmente pela primeira vez em sua vida — e isso lhe permitiu sentir sua brandura e ficar à vontade com suavidade. Ele havia descoberto o poder de ser uma pessoa amável e gentil.

Os Relacionamentos do Elemento Água

Em seu movimento rumo à forma, a Água é uma etapa de redução do fogo. A Água é um elemento maravilhoso. Quando ela flui, nós também fluímos. Ela significa a capacidade de nos movermos harmoniosamente pela vida, sem disputas e com um mínimo de resistência. Ela é um elemento de profunda intuição e de enorme receptividade. Representa a fonte do conhecimento e a vastidão do "inconsciente". As recordações e os sonhos fazem parte de seus domínios e ela pode nos proporcionar um claro reflexo da nossa situação de vida e uma profunda intuição sobre a melhor maneira de levar a vida. Em seu livro *Health Building*, o Dr. Stone fala do elemento Água e da importância de seu pólo neutro, a bacia.

> A força vital do nosso ser está localizada na região pélvica, como o princípio da água. Ela tem em si mesma o aspecto eterno da semente do poder, com o qual pode ser usada para criar no mundo exterior, por geração, ou ser direcionada para a reconstrução do corpo, promovendo a regeneração das células e das estruturas internas. Sendo uma força motora, ela jaz em estado latente na região do sacro e tem sido chamada de força "kundalini", enrolada como uma serpente. Dentro de seu aspecto físico acham-se muitos mistérios da existência humana.

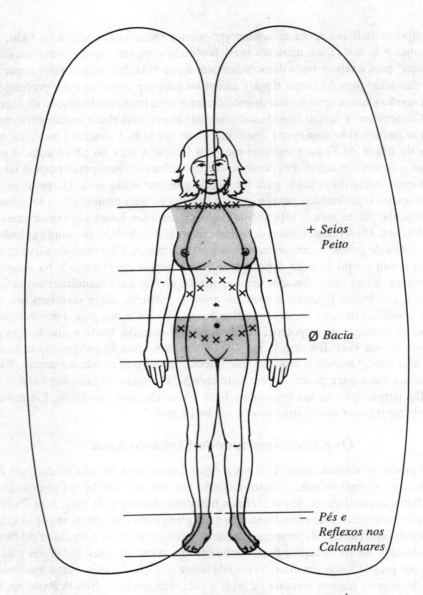

Fig. 6.11. Relacionamentos anteriores do tratamento da Água — esforço para promover a liberação geral dos bloqueios dos relacionamentos do Elemento Água

- Pode-se em geral liberar a bacia com diversas técnicas de balanceamento e extensão.
- Pode-se liberar o ligamento inguinal e o músculo psoas.
- Os bloqueios dos pólos da Água podem ser trabalhados com a ajuda do Diagrama de Zonas de Polaridade.

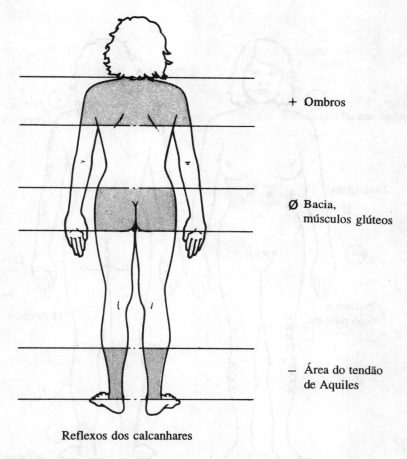

Fig. 6.12. Relacionamentos posteriores do tratamento da Água

Para liberar os padrões de bloqueios nos pólos da Tríade da Água.
- Pode-se fazer um trabalho geral de liberação nos ombros e na região glútea.
- As liberações podem ser feitas por meio de contatos bipolares apropriados entre uma zona e outra.

    A natureza da Água é transformação, purificação e "mistério". Os antigos sábios chineses diziam que uma pessoa sensata agia como a água, com seus vários atributos e transformações. Ela é a energia da cura e da transformação, enquanto o fogo é a energia da purificação. Os padrões da Água são padrões fundamentais para a maioria de nós, e muitas questões relacionadas com a Água, tais

133

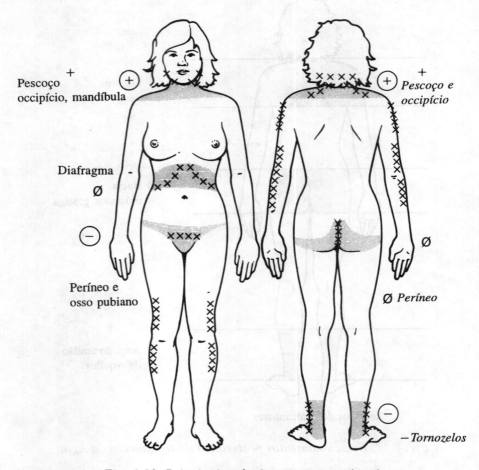

Fig. 6.13. Principais relacionamentos perineais

Para liberar a energia negativa e os estados emocionais presos no assoalho perineal.
- Pode-se trabalhar os pontos perineais e pontos afins situados no pescoço e no tornozelo (ver diagramas do Dr. Stone).
- Pode-se trabalhar os pontos perineais e pontos afins situados no osso pubiano, diafragma, mandíbula e occipício.
- Pode-se trabalhar quaisquer pontos afins um em relação ao outro (por exemplo: o osso pubiano em relação ao diafragma, à mandíbula e ao occipício).

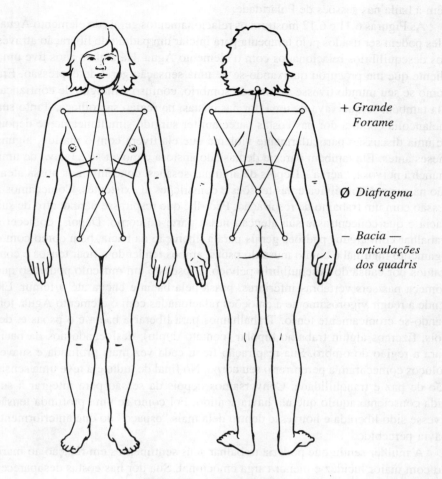

Fig. 6.14. Padrões da Estrela de Cinco Pontas

Os padrões sensoriais e motores do elemento Água ligam fortemente a Água ao Ar, nos ombros; ao Fogo, no umbigo; e ao Éter, no pescoço.

- Pode-se liberar a base da estrela, nos quadris e na bacia, com um tratamento geral aplicado aos quadris, com um trabalho de liberação do ligamento inguinal e com um trabalho de liberação e extensão do músculo psoas.
- Pode-se fazer uma liberação diagonal através da estrela, mediante uma extensão de um dos ombros para o quadril oposto.
- Pode-se liberar o diafragma e as clavículas de um modo geral.
- Pode-se trabalhar com a utilização de contatos bipolares entre os quadris e os ombros, e entre os quadris e a parte mais alta da estrela, na região do pescoço e do grande forame.

como a ligação com a Terra, a sexualidade, a memória, os sonhos e a intuição vêm à baila nas sessões de Polaridade.

As Figuras 6.11 e 6.12 mostram os relacionamentos gerais do elemento Água. Eles podem ser usados pelo terapeuta para iniciar um padrão de liberação através dos desequilíbrios relacionados com o elemento Água. Há alguns anos tive uma cliente que me procurou queixando-se de uma sensação geral de depressão. Era como se seu mundo tivesse se tornado sombrio, confuso e indigno de confiança. Ela também se queixava de uma dor nas costas, na região sacroilíaca. Tanto sua melancolia como a dor nas costas pareciam ter surgido simultaneamente depois de uma discussão particularmente violenta que ela tivera com o marido, alguns meses antes. Ela também parecia demasiado ansiosa e movia-se e falava de uma maneira nervosa, "aérea". Depois de algumas sessões, concentramos nossa atenção na sua região pélvica e nas tensões e constrições aí existentes. Começamos a sessão com um trabalho de respiração. Pedi-lhe que respirasse para dentro de sua bacia e que concentrasse sua atenção nessa parte do corpo. Depois, comecei a trabalhar com alguns padrões gerais para a liberação da bacia, bem como com o ligamento inguinal e com o músculo psoas, ambos tendendo a ficar tensos e contraídos por causa do desequilíbrio pélvico. O psoas é um músculo poderoso que começa nas seis vértebras inferiores, passa pela bacia e chega até o fêmur. Ele tende a reagir vigorosamente a emoções relacionadas com o elemento Água, tornando-se cronicamente tenso. Trabalhamos para liberar a bacia e o psoas e, depois, fizemos algum trabalho bipolar (contato duplo), deslocando-nos da bacia para a região do ombro. Sua respiração ficou cada vez mais profunda e suaves soluços começaram a percorrer o seu corpo. No final de tudo, ela teve uma sensação de paz e tranqüilidade. Conversamos depois da sessão para integrar à sua vida consciente aquilo que ela havia sentido. Foi como se uma profunda tensão tivesse sido liberada e houvesse dentro dela mais "espaço" do que anteriormente havia percebido.

A mulher sentiu que poderia trabalhar seus sentimentos em relação ao marido com maior lucidez e menor carga emocional. Sua dor nas costas desapareceu por completo. Posteriormente, foi feito um trabalho adicional para ligar suas energias à terra, usando os elementos Água e Terra, e para lidar com os aspectos práticos de sua vida.

As Figuras 6.13 e 6.14 tratam de dois outros padrões extremamente importantes relacionados com a Água — os reflexos perineais e o padrão da Estrela de Cinco Pontas.

O períneo é o pólo mais negativo do tronco. Ele é literalmente a base da bacia pélvica. A força da gravidade faz com que aí se acumulem toxinas e resíduos que o corpo não conseguiu eliminar. Mais importante ainda, as cargas negativas da tensão emocional não-processada também se depositam aí, seja na forma de músculos espásticos e tensos ou, ao contrário, na forma de tecidos flácidos que não conseguem manter uma carga de energia. O tratamento aplicado ao períneo é quase sempre fundamental para a purificação das velhas cargas emocionais e para ajudar o sistema energético a processar as cargas emocionais de uma maneira mais construtiva. Apesar de ser um sistema isolado de energia, o padrão da Estrela de Cinco Pontas está intimamente ligado aos relacionamentos pélvico e perineal.

O padrão da Estrela apóia-se, por assim dizer, na região pélvica. Se você puder imaginar que cada ponta da Estrela é uma "articulação", então poderá ver que se a bacia estiver energética ou estruturalmente desequilibrada, nesse caso o padrão energético da Estrela também será distorcido. A Estrela de Cinco Pontas está intimamente relacionada com o elemento Fogo, pois eles se cruzam no umbigo, e com o Ar, em seus relacionamentos com o ombro e o coração. Qualquer carga emocional relacionada com um desses três elementos (Ar, Fogo, Água) poderia resultar num padrão de contração no padrão da Estrela. Quando a bacia está tensa e desequilibrada, é muito comum o diafragma ficar tenso e contraído e os ombros puxados para a frente para proteger e fechar os sentimentos no coração (veja a Figura 6.15). Este é um exemplo clássico de afundamento do peito, que ocorre quando uma pessoa desiste de tentar sentir amor por ter sofrido muito no passado. Às vezes tem-se a impressão de que a pessoa está quase sendo arrastada para baixo por todos os seus problemas.

Há alguns anos, George veio até mim queixando-se de uma sensação geral de apatia, fraqueza e cansaço. As tardes eram particularmente difíceis para ele. George sempre sentia-se exausto depois do almoço e tinha dificuldade para dar conta de suas tarefas na empresa de contabilidade onde trabalhava. Ele obviamente tinha pouca vitalidade e um "Fogo" fraco. Lendo seu corpo, vimos um aspecto geral de prostração nos ombros e um faixa de tensão cruzando a área do umbigo. Sua região glútea também se afigurava desenergizada, parecendo pen-

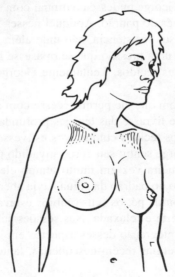

Fig. 6.15. Contração da Estrela de Cinco Pontas: ombros projetados para a frente, peito côncavo — ombros e peito com um aspecto "afundado"

137

der de seus ossos. Não havia nenhuma força ali: os tecidos eram flácidos e os músculos tinham pouco tônus. Ao cabo de algumas sessões, George tinha aprendido diversos exercícios de polaridade para ajudar a equilibrar suas energias e a liberar e aumentar o seu Fogo. Tivéramos sessões em que ele havia falado de sua vida, passada e presente, e revivido aspectos de sua tristeza e de seus ressentimentos passados e atuais. Tornou-se claro que George estava carregando muito ressentimento focalizado em torno das figuras femininas de sua vida. Isso vinha desde a infância, no relacionamento com sua mãe e suas irmãs, e permeava todos os estágios de seu envolvimento com as mulheres. Um nível mais profundo de intimidade era difícil para ele e o contato sexual estava relacionado com o poder e com uma liberação temporária da mágoa e do ressentimento. Ele trabalhava sob as ordens de uma mulher e essa carga de mágoa e ressentimento influenciava o relacionamento de trabalho existente entre eles.

Costumávamos usar o trabalho corporal para liberar os padrões de tensão emocional — ou cristalizações, como o Dr. Stone chamaria essas manifestações físicas. Boa parte do trabalho concentrava-se em torno do Fogo e dos padrões do fogo, fazendo com que mais energia e vitalidade se tornassem disponíveis para ele. Usamos o trabalho perineal para ajudar a liberar alguns dos padrões emocionais mais profundos. Numa das sessões, liberamos parte da congestão por meio dos reflexos perineais e voltamos nossa atenção para a Estrela de Cinco Pontas. Trabalhei em profundidade na base da Estrela, sobre o ligamento inguinal e o tecido macio situado acima dele. Depois disso, trabalhamos diagonalmente dos ombros até os joelhos, passando pela região púbica. Essas são áreas bastante sensíveis e, por isso, trabalhamos muito lentamente usando pressão, contato e respiração, de modo que George pudesse continuar com suas sensações e sentir a liberação da energia através do padrão. Apliquei nesses pontos apenas a pressão necessária para igualar a sua resistência, não indo além daquilo que George poderia aceitar, mas usando uma pressão que se opusesse firmemente à resistência de suas emoções e de seus tecidos. Lentamente George conseguiu "deixar-me chegar".

Conseguimos fazer com que ele permanecesse com as sensações de seu corpo e, ao mesmo tempo, se livrasse das tensões profundamente entranhadas. Era como se os seus profundos tecidos conjuntivos estivessem "desenrolando" suas contrações e tensões. George sentiu seu corpo invadido por um profundo entusiasmo e euforia. Pela primeira vez em muito tempo ele sentiu-se energizado e expansivo. O desequilíbrio no padrão da Água havia aberto e libertado suas energias. Quando George ficou de pé, os seus ombros estavam menos prostados e a área do coração, mais aberta e relaxada. Nas sessões subseqüentes foi feito um acompanhamento e uma integração desses aspectos em sua vida, fazendo-se um uso construtivo dessas energias recém-descobertas, tanto em sua casa como no ambiente de trabalho.

Trabalhar com o elemento Água, assim como com qualquer outro elemento, é algo que pode ser feito em diversos níveis, e a qualidade do trabalho depende da consciência do terapeuta e do cliente, além do relacionamento e do compromisso existente entre os dois. Os padrões de energia do elemento Água são fundamentais para o funcionamento dos gânglios linfáticos, dos órgãos sexuais, da bexiga, dos seios e dos ciclos mensais da mulher. O elemento Água rege o equilíbrio do sistema endócrino no nível sutil. Seu equilíbrio, portanto, é de fundamental importância para os principais relacionamentos hormonais do corpo. O trabalho relacionado com a Água, especialmente o trabalho perineal, é muito útil durante a gravidez e, associado a exercícios apropriados, como o agachamento, pode ser extremamente benéfico no processo de nascimento. A liberação dos padrões aquosos bloqueados pode ter repercussões por todo o sistema mental-emocional. Velhos padrões de tensão emocional e de cristalização podem ser eliminados, liberando nossas energias mais acalentadoras e intuitivas. Quando as nossas energias da Água estão fluindo livremente, temos a oportunidade de nos ligarmos à Terra e de fluirmos com os altos e baixos da vida.

Relacionamentos do Elemento Terra

A última fase de redução de energia é o elemento Terra. A Terra, conforme já vimos, é a última etapa de redução da energia rumo à matéria. Ela é o domínio energético em que as coisas são formadas, quando as energias se cristalizam. Ela é o campo de tensão superficial em que as energias perdem velocidade e surge o domínio físico. A energia da Terra diz respeito à "vida no momento presente", à existência no mundo dos sentidos e à execução das pequenas coisas práticas necessárias à vida. Num nível mais profundo, ela está relacionada com a confrontação da resistência do mundo físico e com o aprendizado das lições criticamente importantes inerentes ao nosso processo de vida. A Figura 6.16 ilustra os reflexos usados no tratamento da Terra.

A tríade do elemento Terra é formada pelo pescoço, o cólon e os joelhos. Se nos lembrarmos de que a Terra rege o relacionamento entre o medo e a coragem, então poderemos encontrar aqui alguns relacionamentos interessantes. Tenho visto repetidas vezes uma tríade muito comum de desequilíbrio físico: o pescoço tenso e rígido; o cólon espástico e constipado; joelhos tensos, fracos ou doloridos. Na nossa cultura estamos constantemente sendo julgados. Isso começa com nossos pais, na tenra infância, e continua na escola, com exames competitivos e uma grande pressão para que sejamos "bem-sucedidos". A educação perde o seu caráter inquisitivo e a capacidade de despertar admiração, havendo uma ênfase na memória e no desempenho nos exames. Somos constantemente julgados no trabalho, pelos amigos, familiares, cônjuges e, o pior de tudo, por nós mesmos. Um aspecto inerente a essas pressões a todas as nossas necessidades de sobrevivência — dinheiro, abrigo, alimentação, roupas, etc. — é o movimento do medo. Não se trata de um razoável medo animal de um perigo imediato, mas de uma tendência constante para o medo psicológico, para a ansiedade e para a neurose. Subjacente a esse movimento há uma camada de medo ainda mais profunda. Trata-se do medo da perda, de perdermos tudo aquilo que criamos para nos proteger do movimento de impermanência e da certeza da morte. Muitos de nós ficamos tão

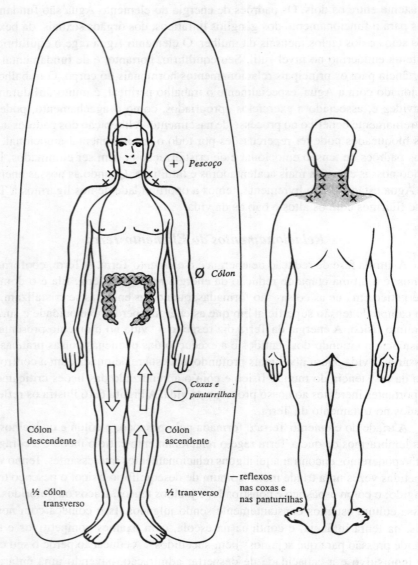

Fig. 6.16. Tratamento dos relacionamentos do padrão Terra

Para desobstruir e liberar os bloqueios no fluxo de energia do padrão Terra.
- Pode-se usar técnicas para promover a liberação geral das regiões do pescoço e do cólon.
- pode-se atuar sobre as áreas reflexas no pescoço, no cólon e nas coxas/panturrilhas para liberar os bloqueios de energia.
- Pode-se trabalhar a linha corrente da Terra através do Diagrama de Zonas de Polaridade.

140

presos a essa tendência que a matriz do medo torna-se literalmente física. Nós nos dispersamos, tornamo-nos ansiosos ou nos isolamos de nossos sentimentos e sentidos, fazendo com que a nossa tríade de relacionamentos da Terra fique congestionada. Isso se manifesta mais freqüentemente na forma de problemas na cabeça e no cólon.

Estive trabalhando com uma cliente durante algum tempo. Ela inicialmente viera me procurar por se sentir deprimida e desequilibrada. Ela também tinha problemas com acessos de dor na parte inferior do abdômen, tensão nos ombros e na região do pescoço e um sopro no coração. Um padrão interessante descoberto numa das sessões foi que ela detestava que alguém tocasse em seus joelhos. Quando falamos sobre isso, ela se surpreendeu ao descobrir que nem todo mundo sentia o mesmo. Passei uma sessão inteira com uma mão apoiada suavemente sobre os seus joelhos e a outra mão sobre a região do cólon ou sob o pescoço. Ela tendia a se afastar do que estava sentindo e a se isolar dos sentimentos que estavam se manifestando. Fiz com que se concentrasse em sua respiração e que tentasse seguir sua respiração até os joelhos. Em seguida, pedi-lhe que tentasse conservar a percepção dos joelhos. Quando conseguiu fazer isso, ela sentiu duas coisas: a primeira foi uma espantosa sensação de fluxo de energia, principalmente entre o pescoço e os joelhos; a segunda foi uma onda de medo e tremor que lhe percorreu o corpo. O fluxo cessava todas as vezes que a sua percepção abandonava os joelhos. Estimulei-a gentilmente a voltar a sentir os joelhos e a permanecer em contato com eles. Passamos uma hora inteira assim, sentindo suavemente e trabalhando esse medo que tinha ficado preso nesse padrão. As recordações da infância vieram aos borbotões e surgiram muitas questões que tiveram de ser abordadas em sessões subseqüentes. Essa foi uma sessão incrivelmente poderosa para nós dois. O medo é uma tendência muito forte em todos nós e precisamos administrá-lo fazendo amizade com nós mesmos e mantendo uma aguçada percepção dos sentimentos subjacentes que se traduzem na forma de medo.

Para ilustrar os relacionamentos e possibilidades inerentes a cada elemento, tenho usado alguns exemplos dramáticos de trabalhos com padrões de um único elemento. Devo sublinhar, no entanto, que a liberação das energias bloqueadas e o processamento dos sentimentos e emoções existentes em torno delas pode ser algo muito tranqüilo e completamente destituído de dramaticidade. Também é mais comum seguirmos intuitivamente os relacionamentos entre os diversos padrões de elementos do que nos prendermos a um único elemento. O nosso sistema de energia é um todo dinâmico e a arte da terapia da polaridade consiste em seguir o desequilíbrio específico de uma pessoa através de suas diversas manifestações. Assim, para liberar um desequilíbrio na Estrela de Cinco Pontas, que é o padrão relacionado com a Água, eu poderia também ter estimulado o umbigo e usado alguns relacionamentos do padrão do Fogo, visto que os padrões do Fogo e da Água cruzam-se no umbigo. Todos os elementos apresentam reflexos que se sobrepõem uns aos outros, e o interessante em ser um terapeuta da polaridade é ver e sentir todos esses padrões como se fossem um só. Quando isso acontece, o cliente e suas energias também se tornam um só e existe realmente a possibilidade de uma cura.

A próxima etapa de redução de energia com que o Dr. Stone trabalhou foi o sistema nervoso. Sendo osteopata e quiroprático, o Dr. Stone tinha uma profunda compreensão desses relacionamentos. Em certo sentido, o sistema nervoso é um imenso transformador que converte em forma física as nossas energias sutis. É pelo sistema nervoso que os nossos pensamentos e emoções tornam-se ocorrências físicas e que a fisiologia adquire vida e é controlada. Vamos investigar essas relações no próximo capítulo.

CAPÍTULO SETE

Energia e Forma

O sopro da vida ou corrente *prana* desloca-se no canal do fluido cerebrospinal, chegando a todas as células e comunicando-se com as outras secreções internas e fluidos corporais, como se fosse um sopro cósmico vivo.

Neste capítulo eu gostaria de investigar as relações entre a energia e a forma. O Dr. Stone trabalhou com três camadas básicas do processo de energia: os padrões dos Cinco Elementos, o sistema nervoso e a estrutura do corpo físico. Ele considerou essas camadas como um todo funcional. Desequilíbrios em qualquer camada refletem-se nas outras. Já gastamos muito tempo com os relacionamentos de energia dos Cinco Elementos e agora vamos estudar as camadas em que a energia toma forma por intermédio do sistema nervoso e da estrutura do corpo. Gostaria primeiramente de analisar um ritmo vital sutil chamado de ritmo craniano. O Dr. Stone acreditava que esse ritmo era o meio pelo qual a energia sutil é transportada para a forma física.

Os Três Sopros da Vida

Existem três pulsações físicas da vida ou sopros da vida: o ritmo craniano, o ritmo respiratório e o ritmo cardíaco (veja a Figura 7.1). Tenho a certeza de que todos vocês estão familiarizados com o ritmo respiratório e o ritmo cardíaco. Todavia, como muitos talvez não conheçam o ritmo craniano, é melhor que eu explique a sua importância. O ritmo craniano é uma pulsação ondulatória que tem origem no cérebro e está associado a uma expansão e relaxamento do cérebro e de seus ventrículos. Sua freqüência de pulsação varia de 6 a 12 ciclos por minuto, com média de 8 ciclos por minuto. Trata-se de um ritmo bastante estável. O ritmo craniano de uma pessoa muda apenas ao longo de um período de tempo. Se o ritmo craniano de uma pessoa for de 8 ciclos por minuto, então ele ficará estável nesse nível, qualquer que seja a atividade que a pessoa esteja exercendo. Ele não é como os ritmos cardíaco e respiratório, que se aceleram durante exercícios físicos ou em situações de forte emoção. Assim, esse ritmo é considerado um padrão bastante primário. Ele foi descoberto e descrito por um osteopata chama-

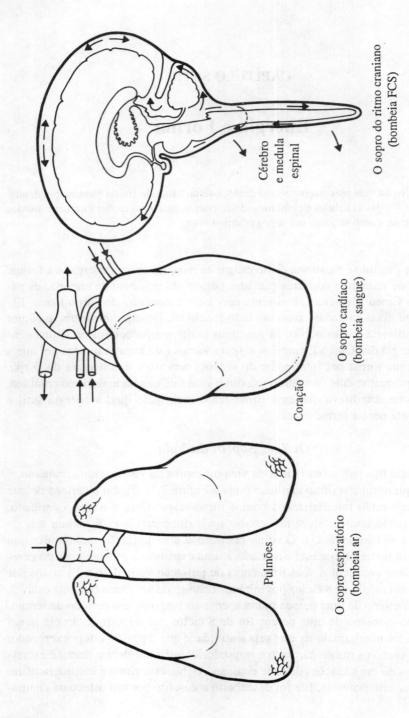

Fig. 7.1. Os Três Sopros da Vida

do William Sutherland, que desenvolveu uma técnica de trabalho denominada osteopatia craniana. Ele procura eliminar quaisquer restrições físicas ao ritmo craniano, especialmente as suturas ósseas. Uma abordagem mais recente, chamada de terapia craniossacral, desenvolvida e divulgada por um outro osteopata, o Dr. John Upledger, trabalha com a manifestação do ritmo craniano do corpo como um todo e concentra-se principalmente na liberação das restrições impostas pela fáscia e pelas membranas. Ele reconhece a importância dos padrões emocionais nessas restrições. O Dr. Stone também conhecia e trabalhava com o ritmo craniano.

O Dr. Stone percebeu que o impulso do ritmo craniano era uma peça muito importante do quebra-cabeça da energia. Cada um dos sopros da vida bombeia um fluido através do corpo. O ritmo respiratório, através dos pulmões, bombeia ar e facilita as trocas entre o oxigênio e o dióxido de carbono. O ritmo cardíaco, através do coração, bombeia sangue e efetua as trocas gasosas no nível celular, além de promover a distribuição de nutrientes e a remoção da excretas. O ritmo craniano bombeia fluido cerebrospinal. O Dr. Stone acreditava que esse fluido estava envolvido nas trocas de energia e transportava energia etérica sutil para todos os tecidos e células do corpo. Em *Polarity Therapy*, ele escreveu:

> O fluido cerebrospinal parece agir como um campo de armazenamento e um transportador de energias luminosas e ultra-sônicas. Ele banha a medula espinal e é um reservatório para essas energias mais finas, as quais são conduzidas por esse meio fluido através de todas as delgadas fibras nervosas — como o primeiro princípio aéreo da mente e da vida no corpo humano. Por intermédio dessa essência neutra, a mente funciona dentro e através da matéria como a luz da inteligência.

O fluido cerebrospinal é produzido nos ventrículos do cérebro e bombeado por todo o corpo pelo impulso rítmico craniano. Ele banha o cérebro e a medula espinal e também flui no interior da medula espinal, onde se encontra tradicionalmente o sushumna. O Dr. Stone acreditava que o fluido cerebrospinal (FCS) transportava as "energias ultra-sônicas e luminosas através do corpo. Os dois aspectos ou pólos da energia etérea são representados pela vibração sonora e pela energia luminosa. O som ou vibração é o aspecto formativo da energia etérea e a luz é o seu pólo positivo, manifesto. Assim, a energia etérea é expressa na forma de vibração e luz e é transportada através do corpo por meio do fluido cerebrospinal. As pesquisas modernas corroboram a crença do Dr. Stone de que o FCS é bombeado por todo o corpo desde as raízes nervosas da espinha. Ele também acreditava que as energias etéreas, que são conduzidas pelo FCS, transportavam o "primeiro princípio aéreo da mente e da vida" por todo o corpo. Com a "essência neutra" do FCS, a mente funciona no corpo como a "luz da inteligência".

Isso é espantoso! O que o Dr. Stone está afirmando é verdadeiramente extraordinário. Ele está dizendo que o fluido cerebrospinal transporta as energias da mente através do corpo! A energia da mente é considerada o primeiro princípio da vida, e a mente — ou domínio causal — contém dentro de si os padrões da energia da vida. Ela se "reduz" para o nível da forma física e traz consigo os projetos relativos a essa forma. Ele afirma que esse padrão primário de energia é transportado através do corpo pelo fluido cerebrospinal e prossegue dizendo que, por meio do FCS, a mente funciona no corpo como a "luz da inteligência". Assim, as essências da percepção e da inteligência são transportadas para a forma através desse processo! O corolário disso é que, quando esse fluxo é bloqueado, a inteligência sucumbe e a escuridão e a desordem predominam. Se o fluxo do FCS for bloqueado, o mesmo acontece com o fluxo da energia etérea, e surgirá uma tendência para disfunções e doenças. Em *Health Building*, o Dr. Stone escreve:

> O fluido cerebrospinal é o meio líquido para essa irradiação, expansão e contração da energia da vida. Nos lugares onde ela está presente existe vida e cura com função normal. Quando essa força primária e essencial não está atuando no corpo, há obstrução e espasmo, ou então estagnação e dor, como acontece quando engrenagens se chocam em vez de se interpenetrarem.

A expansão e contração do ritmo craniano, que tem origem no cérebro, é um harmônico da expansão e contração do sistema energético como um todo. Quando esse movimento é obstruído, o mesmo acontece com o fluxo do FCS e, desse modo, ocorrem estagnação e doenças. O Dr. Andrew Taylor Still, fundador da Osteopatia, considerou o fluido cerebrospinal como o "elemento mais elevado" do corpo humano. O Dr. William Sutterland, fundador da Osteopatia Craniana, acreditava que o FCS contivesse as energias inatas da cura que são essenciais para a saúde do corpo. Embora o Dr. Stone não estivesse sozinho ao perceber a importância dos mecanismos cranianos, creio que foi ele o primeiro a notar as suas implicações mais profundas.

O papel dos tecidos conjuntivos é muito importante em relação ao ritmo craniano e ao fluxo do FCS. No Capítulo 3 vimos de que modo as energias dos campos ovais assumem expressão física como tecidos conjuntivos ou campos de fáscia. Também vimos como as transições entre os campos assumem expressão física como locais de transição nesses campos de fáscia. Os locais de transição importantes são o assoalho perineal, a parte superior do sacro e da bacia, o diafragma, a cavidade torácica e a base do crânio. É fato bem conhecido que esses são pontos essenciais para os terapeutas da polaridade: os terapeutas craniossacrais, os osteopatas e os quiropráticos. O importante aqui é observar que restrições nessas áreas prejudicam a força do ritmo craniano e impedem o fluxo de FCS através do corpo. No Capítulo 4, vimos de que forma os padrões dos Elementos fluem por esses campos. Restrições nesses padrões primários causam restrições nos cinco campos ovais do corpo e em seus equivalentes físicos. Isso, por sua vez, também se transforma numa restrição ao fluxo de FCS.

Talvez agora possamos compreender como esses sistemas começam a se sobrepor. Uma pessoa sofre um grande choque emocional. A primeira resposta energética talvez seja uma contração da oval do Ar em torno do coração, o que pode expressar-se fisicamente como um diafragma apertado e ombros tensos e caídos. As transições físicas na cavidade torácica e no diafragma tornam-se tensas e contraídas. Os padrões Aéreos que surgem do chakra do coração talvez sejam obstruídos, e isso pode manifestar-se na forma de desequilíbrios no coração, no cólon e nos rins. As energias do Fogo podem ficar cercadas porque o Fogo, na forma de raiva e ressentimento, é "puxado para cima" a fim de manter a contração em volta do coração. O bombeamento físico do FCS fica impedido porque a contração torna-se crônica. A energia etérea transportada pelo FCS não pode fluir livremente e reduz-se a disponibilidade da energia organizadora da mente. Diminui também a disponibilidade das energias curativas transportadas pelo FCS e todo o sistema aproxima-se de um colapso final. Isso em geral também assume uma forma na estrutura física, quando os desequilíbrios crônicos se manifestam na estrutura do corpo. O corpo literalmente assume a forma das contrações mentais, emocionais e físicas que atuam nele. Aqui o bloqueio Aéreo no Centro do Coração pode manifestar-se na forma de vértebras torácicas comprimidas e pressionadas; de desequilíbrios lombares, por trás do chakra do Fogo; e de distorções no sacro e na bacia, de vez que a estrutura compensa esse processo "de baixo para cima". O mérito do Dr. Stone foi ter percebido o ciclo completo desse movimento e ter conseguido seguir esse singular padrão em seu trabalho de cura.

O Sistema Nervoso

Daqui em diante, eu gostaria de discutir sobre o sistema nervoso de modo geral e descrever algumas maneiras com as quais o Dr. Stone trabalhou os desequilíbrios nessa camada do movimento de energia. O sistema nervoso apresenta três divisões: o sistema nervoso central ou cerebrospinal, o sistema nervoso simpático e o sistema nervoso parassimpático. Essas três divisões do sistema nervoso são os três pólos da expressão da energia do corpo humano. O pólo positivo e rajásico do princípio do Fogo irradia-se do umbigo e é reduzido no corpo através do sistema nervoso simpático. Desse modo, a corrente espiral do elemento Fogo e o sistema nervoso simpático estão intimamente relacionados. O sistema simpático é o sistema que estimula o corpo e prepara-o para a ação. Ele é o sistema da "luta ou fuga", que leva o sangue até a periferia pela ação dos músculos. Ele causa vasoconstrição dos vasos sanguíneos no interior do corpo e nos órgãos digestivos, e vasodilatação periférica, desviando o sangue para a atividade muscular. É o sistema da ação e do acabamento e acelera o metabolismo e as freqüências cardíacas e respiratória. Ele literalmente deixa o corpo preparado para o movimento rápido, para a luta e para a ação muscular. O sistema parassimpático equilibra isto e está intimamente relacionado com as correntes Aéreas Leste-Oeste. Essas correntes ligam a periferia à região central e se manifestam na forma de um padrão neutro de equilíbrio e inter-relacionamento que se expressa através do sistema nervoso parassimpático. Esse sistema equilibra a ação do sistema simpático, levando o sangue da periferia para o interior do organismo. Ele estimula a digestão e leva sangue para esses órgãos internos, além de reduzir os ritmos cardíaco e respiratório e predominar nos estados meditativos. O sistema nervoso central é o computador principal do corpo e o sistema de ação voluntária. Ele é o sistema através do qual funciona a mente consciente e sua função é levar padrões de pensamento e emoção para a forma e a ação. Ele, portanto, é considerado o pólo negativo ou tamásico do sistema nervoso, e traz o domínio mental para os processos voluntários do mundo. Pensamos e, depois, fazemos. O fazer é a fase Aquosa — ou de conclusão — do movimento, sendo regida pelo sistema nervoso central. Está estreitamente relacionada com o movimento e o equilíbrio das correntes de Linha Longa, as quais constituem uma expressão da mente quando ela se manifesta na forma através dos chakras. O ritmo craniano e o movimento do fluido cerebrospinal também acham-se intimamente relacionados com o movimento e equilíbrio das correntes de Linha Longa. Essas correntes podem ser identificadas e desobstruídas através do diagrama de zonas de polaridade e, assim, o fluxo do fluido cerebrospinal é facilitado.

Todas as três divisões do sistema nervoso acham-se relacionadas com um padrão energético sutil chamado "triângulos invertidos". Na terminologia chinesa, esses triângulos regem os relacionamentos yang e yin (positivos e negativos) de todo o corpo. Esses relacionamentos, em termos de polaridade, manifestam-se por meio dos três pólos do sistema nervoso. O triângulo superior yang tem sua base no crânio e na medula oblongata do cérebro. Ele rege os relacionamentos yang (de energia positiva) e relaciona-se com os atributos da consciência e da percepção. O triângulo inferior yin tem sua base na bacia e no sacro. Ele rege os relacionamentos yin (de energia negativa) e relaciona-se com a nossa reserva de vitalidade e de princípio gerador potencial; ele é o pólo receptivo do sistema de energia. O inter-relacionamento entre os dois (veja a Figura 7.2) rege o equilíbrio e o fluxo das energias no sistema nervoso, na medida em que suas energias deslocam-se através de seus relacionamentos positivos e negativos. O triângulo invertido tem um pólo centralizado no cérebro e no sistema nervoso, e o outro pólo na bacia e em seus sistemas Aquosos. Em razão desse relacionamento, ele rege o equilíbrio entre o sistema nervoso e as glândulas endócrinas. Ele dá expressão física ao relacionamento entre os elementos Ar e Água e junta os dois sistemas, formando o sistema neuroendócrino, o qual, por sua vez, rege o equilíbrio das secreções hormonais neuroendócrinas. O pólo neutro desse relacionamento localiza-se na espinha, no sushumna e no diafragma, que serve de divisor entre os aspectos "yang" e superior do triângulo e os aspectos "yin", inferiores. O diafragma transforma-se num importante pivô que deve estar funcionando livremente para que ocorra um equilíbrio das energias. Desse modo, os desequilíbrios entre as energias desses triângulos são expressos na forma de restrições espinais, desequilíbrios no sistema nervoso e endócrino, e rigidez no diafragma. No nível psicológico ou emocional, a nossa mente racional deve estar equilibrada por nosso processo vital receptivo e intuitivo "inconsciente".

O Dr. Stone desenvolveu maneiras de trabalhar com esses três aspectos do sistema nervoso, baseando-se para isso numa compreensão de seus íntimos relacionamentos com os campos ovais, com as correntes de Linha Longa, com as correntes espirais e com as correntes Leste-Oeste do sistema de energia sutil. Os desequilíbrios vão surgir primeiramente aqui e devem ser identificados e libera-

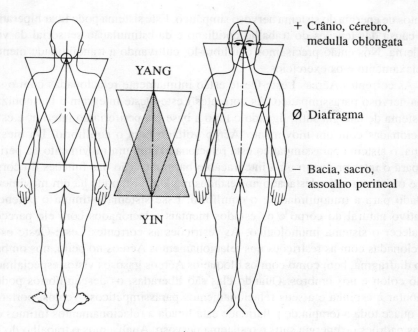

Fig. 7.2. Os "Triângulos Entrelaçados".

dos através de um trabalho aplicado ao sistema nervoso. Os campos ovais situados em torno dos chakras e as transições físicas entre eles devem ser liberados física e energeticamente para estimular o movimento e equilibrar a energia da vida. Ao eliminar as restrições relacionadas com esses campos, nós estamos estimulando o fluxo dos Cinco Elementos em seus relacionamentos de energia e o movimento do fluido cerebrospinal.

O Dr. Stone disse que a energia da mente (isto é, as energias primárias ou formativas na esfera mental) de início flui com as correntes de Linha Longa quando surgem a partir dos chakras e, depois, são transportadas fisicamente por meio do ritmo craniano, à proporção que ele bombeia o fluido cerebrospinal pelo corpo. Por conseguinte, a energia da mente sofre uma redução no corpo por meio do sistema nervoso central e da atividade de bombeamento do sistema craniano. As restrições ao fluxo das correntes de Linha Longa podem ser identificadas e eliminadas pelo Diagrama de Zonas de Polaridade. Isso, por sua vez, estimula o fluxo de fluido cerebrospinal, que pode ser acompanhado por técnicas e relacionamentos cranianos de polaridade, bem como pela terapia sacral.

A corrente espiral Ígnea e o sistema nervoso simpático estão intimamente relacionados com o seu funcionamento. A corrente espiral dispersa a energia vital por todo o sistema e deixa essa energia disponível para a ação. Se estamos hiperativos ou se os nossos sentidos ficam excessivamente estimulados, essa corrente pode ficar desequilibrada e esgotada. As restrições à corrente espiral podem ser identificadas, liberadas e equilibradas por seus relacionamentos umbilicais, e estes podem ser posteriormente identificados e liberados através dos relacionamentos de energia do sistema nervoso simpático. Este sistema pode ficar hiperativo por causa das tensões do trabalho cotidiano e da estimulação sensorial da vida moderna. Nós então precisamos equilibrá-lo, cultivando a tranqüilidade mental, o relaxamento e os exercícios.

As correntes Aéreas Leste-Oeste estão intimamente relacionadas com o sistema nervoso parassimpático. As correntes Leste-Oeste integram e harmonizam o sistema de energia sutil, ligando o topo à base e a periferia ao interior, e estão relacionadas com um movimento Aéreo voltado para o equilíbrio. Da mesma forma, o sistema parassimpático está relacionado com um movimento da periferia para o interior e com uma integração e harmonização das funções do corpo. Ele é o sistema mais destacado nos estados meditativos, onde há um movimento voltado para a tranqüilidade e o equilíbrio. Esse sistema estimula o potencial curativo natural do corpo e os estados mentais relacionados com ele parecem fortalecer o sistema imunológico. As restrições às correntes Leste-Oeste estão relacionadas com as restrições nos relacionamentos Aéreos no peito, nos ombros e no diafragma, bem como com os bloqueios Aéreos gasosos vistos especialmente no cólon e nos ombros. Quando elas são liberadas, os desequilíbrios podem remontar à espinha e a seus relacionamentos parassimpáticos. Vemos, portanto, que quase toda a terapia de polaridade está ligada a relacionamentos íntimos entre os padrões de energia sutis e o sistema nervoso. Analisemos o trabalho do Dr. Stone com os relacionamentos de energia do sistema nervoso, tais como são vistos em sua tríade de relacionamentos constituída pelos pólos Central, Parassimpático e Simpático.

As Figuras 7.3 e 7.4 mostram os principais relacionamentos e reflexos parassimpáticos e simpáticos. Em ambos os casos, estamos trabalhando com o equilíbrio entre o pólo positivo do crânio, pescoço e ombros, e o pólo negativo da bacia, situada mais abaixo. Os relacionamentos simpáticos têm o seu pólo mais negativo no gânglio coccigiano, localizado atrás do cóccix. Este é o último gânglio do sistema nervoso simpático, quando suas energias descem pela espinha. Os gânglios simpáticos estão localizados em qualquer dos lados da espinha, no nível de cada vértebra, e o Dr. Stone acreditava que eles eram um harmônico físico das correntes caduceu, visto que suas energias cortam a espinha por qualquer dos lados. A energia deste sistema é equilibrada pela liberação do pólo negativo no cóccix, igualando-o aos relacionamentos situados acima. Relacionamentos de importância fundamental são encontrados ao longo da espinha, nos encaixes raquidianos, no forame principal e acima, no osso esfenóide. Os relacionamentos parassimpáticos têm o seu pólo mais negativo no períneo. Este é o ponto terminal dos nervos parassimpáticos, conforme eles fluem na bacia, e o períneo se torna o seu pólo negativo. A energia neste sistema é equilibrada pela liberação do pólo negativo no períneo, para os relacionamentos acima. Relacionamentos de importância fundamental são encontrados ao longo da espinha, na massa muscular eretora da espinha, nos relacionamentos perineais do pescoço e nos reflexos perineais do tornozelo, que ajudam a fazer a ligação das energias Aquosas com a Terra. Trabalhar com os sistemas simpático e parassimpático ajuda a equilibrar os seus relacio-

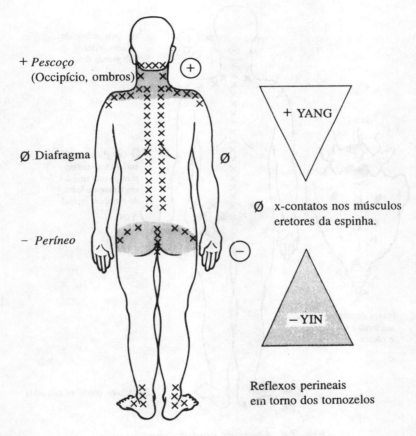

Fig. 7.3. Áreas de contato parassimpático

Para liberar os bloqueios e equilibrar o sistema nervoso parassimpático.
- Podem-se relacionar os pontos perineais do pólo negativo com:
  — pontos do pólo neutro do sacro, da porção superior da região glútea e pontos moles dos músculos eretores da espinha
  — pontos de pólo positivo nos ombros, pescoço e occipício
  — pontos perineais reflexos nos tornozelos.

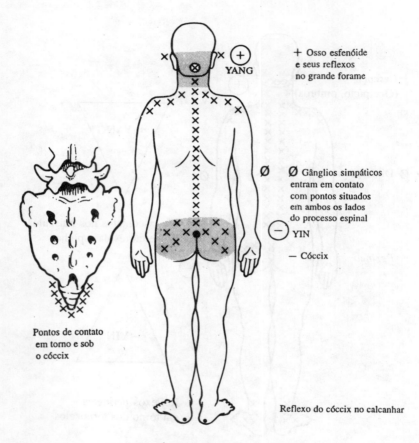

Fig. 7.4. Áreas de contato simpático

Para liberar bloqueios e equilibrar o sistema nervoso simpático.
- Pode-se relacionar o pólo negativo do cóccix com:
    — pontos congestionados sobre a região glútea
    — pontos tensos e/ou moles na coluna, perto do processo espinal (acima dos processos transversos) e nos ombros
    — pólo positivo no esfenóide e no grande forame
    — reflexo do cóccix no calcanhar

namentos e a fazer o mesmo com o relacionamento entre as energias yang (positivas) e yin (negativas), quando elas se manifestam por intermédio desses dois pólos do sistema nervoso.

O pólo Aquoso do sistema nervoso — o sistema nervoso central ou cerebrospinal — é aberto e equilibrado por meio do relacionamento entre o ritmo craniano e o sistema craniossacral. O sistema craniossacral é constituído de relacionamentos físicos no corpo, que proporcionam um mecanismo para o bombeamento do FCS. Na osteopatia craniana tradicional existem cinco aspectos desse sistema:

1. *a motilidade do cérebro* — a expansão e contração inerentes do cérebro, que estabelecem o ritmo craniano;
2. *a mobilidade das suturas cranianas* — a liberdade de os ossos cranianos se moverem em relação uns aos outros e, portanto, de não restringirem a motilidade do cérebro;
3. *as membranas recíprocas de tensão* — as profundas membranas durais (a *falx cerebri*, a *cerebelli* e a *tentorium cerebelli*) que se estendem e relaxam conforme o ritmo craniano, e transferem esse ritmo para os ossos e tecidos do corpo;
4. *a flutuação do fluido cerebrospinal* — essa flutuação, semelhante a uma maré, é impulsionada pela pulsação energética do sistema craniano — o seu "potencial de cura inerente";
5. *o sacro*, que está ligado ao tubo dural e que transfere o movimento craniano para a bacia e a região das pernas.

Esses relacionamentos são investigados em grande profundidade pela osteopatia craniana. Em sua forma original, foram enfatizados os relacionamentos dos ossos cranianos. Na terapia craniossacral — uma abordagem mais recente —, a atenção foi concentrada na membrana e nos tecidos conjuntivos relacionados com o sistema, e as implicações do movimento craniano com todo o corpo foram compreendidas em profundidade. O Dr. Stone também compreendeu isso e, como vimos acima, percebeu as profundas implicações do ritmo craniano e do movimento do fluido cerebrospinal. Ele desenvolveu numerosos controles cranianos (veja a Figura 7.5), que atuam no sentido de liberar os bloqueios de energia mantidos no crânio, considerado este como o pólo positivo do corpo. Quando utilizados adequadamente, eles também estimulam o desenrolamento ou a liberação dos ossos e tecidos cranianos. Eles são muito poderosos e, quando são usados, muitas respostas de polaridade ocorrem no restante do corpo. Combinados com um trabalho de polaridade, conforme foi descrito anteriormente, eles estimulam o fluxo de fluido cerebrospinal e das energias etéreas que ele transporta. O Dr. Stone também escreveu sobre os numerosos relacionamentos crânio-pélvicos que, quando usados terapeuticamente, equilibram as energias do sistema nervoso central e estimulam o fluxo de FCS. Os principais relacionamentos são mostrados na Figura 7.6.

Estive trabalhando com uma cliente por cerca de seis meses. Ela havia me procurado queixando-se de "acessos" de depressão e de uma falta de ordem em

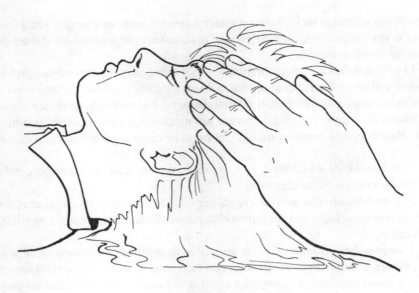

Fig. 7.5. Preensão craniana

sua vida. Estávamos num ponto das sessões em que ela havia criado ordem física em torno de si. Suas prateleiras e armários estavam organizados, as roupas velhas que ela não mais usava tinham sido doadas, as gavetas foram limpas e a casa mantida arrumada. Como a desordem externa de sua casa havia sido uma expressão de sua desordem interna, o próprio fato de a ordem externa ter se tornado possível era de fundamental importância para ela. Tínhamos trabalhado muito em seus padrões do Fogo e da Água e eu agora havia me voltado para o sistema nervoso central, como um elemento vital de ligação entre os seus mundos interno e externo. Segurando-lhe a cabeça utilizando um controle craniano específico (veja a Figura 7.6), senti um movimento ou ritmo desequilibrado que "puxava" partes de seu crânio para a direita. Tratava-se de uma sensação de expansão e contração que fazia sua cabeça pender para o lado direito. Seguimos esse movimento suavemente até o seu desequilíbrio e o prendemos aí. Seu crânio começou sutilmente a pulsar e parecia contrair-se e expandir-se num ritmo mais equilibrado. Juntamente com esse novo movimento, vieram intensos e purificadores soluços. Um profundo poço de sentimentos havia sido desenterrado no momento em que foram liberadas as energias presas nesse sutil desequilíbrio. As recordações de um aborto a atormentavam, e o profundo pesar que ela não havia se permitido sentir podia agora, finalmente, ser expresso. Ela chorou durante o resto da sessão e, então, conseguiu de fato esquecer o seu filho que não chegara a nascer, e desejar que tudo corresse bem para ele em suas jornadas posteriores. O trabalho de equilíbrio, feito através do sistema nervoso, pode ser muito importante como um elemento intermediário entre a forma física e os padrões sutis dos Cinco Elementos.

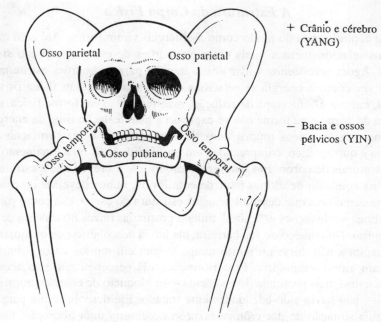

O crânio e suas relações com a região pélvica

Fig. 7.6. Relacionamentos do sistema nervoso central

Equilíbrio de Polaridade

Ossos cranianos		Relacionamentos Pélvicos
+		−
occipício	-	sacro
osso esfenóide	-	cóccix
osso parietal	-	crista do ilíaco
osso temporal	-	acetábulo (articulação do quadril)
articulação temporal-mandibular (articulação da mandíbula)	-	articulação do quadril
osso frontal	-	osso pubiano
maxilar superior	-	ligamento inguinal

Equilíbrio Geral

osso nasal	-	grande forame

- os contatos são feitos em cada relacionamento a fim de equilibrar o Sistema Nervoso Central.

155

A Estrutura do Corpo Físico

Este capítulo trata do modo como as energias viram forma. Até aqui examinamos os relacionamentos vitais entre os padrões de energia sutil e o sistema nervoso. Agora precisamos voltar nossa atenção para os padrões estruturais do corpo e ver como a energia se relaciona com a sua expressão física final. As energias, em sua última etapa de redução, manifestam-se em forma física, e é na estrutura do corpo e na forma que se expressa a manifestação final da energia. O Dr. Stone, graças a seus muitos anos de experiência e à sua formação como osteopata e quiroprático, compreendeu em profundidade os relacionamentos físicos e estruturais do corpo. Em *Wireless Anatomy*, ele escreveu que a estrutura do corpo, "na condição de último fator de equilíbrio", nunca deve ser ignorada. O Dr. Stone acreditava que desequilíbrios na estrutura do corpo, tais como rotações de vértebras, subluxações e "lesões" tinham profundas raízes no sistema de energia do corpo. No começo de sua carreira, ele havia descoberto que os ajustamentos da espinha não duravam muito tempo e que, em muitos casos, obtinha-se apenas um alívio temporário. Posteriormente, ele percebeu que isso acontecia porque a causa mais profunda do problema — o bloqueio de energia propriamente dito —, não havia sido adequadamente tratado. Ele descobriu que para solucionar uma situação de dor crônica fazia-se necessária uma liberação, tanto da energia como da estrutura.

No seu trabalho, o Dr. Stone encarava a estrutura de nosso corpo (ossos, ligamentos, tendões, músculos e tecidos conjuntivos) como um sistema que reagia reflexivamente a desequilíbrios nos padrões de energia sutis subjacentes a ele. O Dr. Stone expressou-se da seguinte forma: "Os impulsos energéticos vêm de cima para baixo. Os reflexos estruturais vão de baixo para cima." O sistema estrutural é regido pelo sistema da "anatomia sem-fio", subjacente a ele. A energia sutil é primária. Ela surge no Centro da Testa e pulsa "de cima para baixo", através do sistema físico e energético. A estrutura, porém, deve reagir de "baixo para cima" às forças gravitacionais e aos desequilíbrios de energia sutil. A resposta às energias gravitacionais deve vir do chão para cima. Ficamos de pé sobre a base da terra e nossa estrutura é uma expressão da resposta dessa base à gravidade. Em seu trabalho estrutural, o Dr. Stone concentrou-se na base do sacro e da bacia. Aqui é fundamental o equilíbrio em relação ao modo como nos ligamos à Terra e à maneira como a espinha reage: a estrutura de cima depende da sustentação e do equilíbrio da estrutura de baixo.

O ponto focal do trabalho de equilíbrio na Terapia da Polaridade é o sacro — a pirâmide invertida em forma de cunha situada na base da espinha (veja a Figura 7.7). Ele foi chamado de "sacro misterioso" pelo Dr. Stone, devido aos complexos padrões de energia e às variações estruturais encontradas ali. Sacro significa literalmente "osso sagrado". Ele é tradicionalmente o local de armazenamento da energia "kundalini", a serpente de energia que está pronta para desenrolar-se e libertar-se durante a iluminação. O sacro é o pólo negativo do sistema de energia sutil. Os chakras da Água e da Terra estão localizados acima e abaixo dele, e o

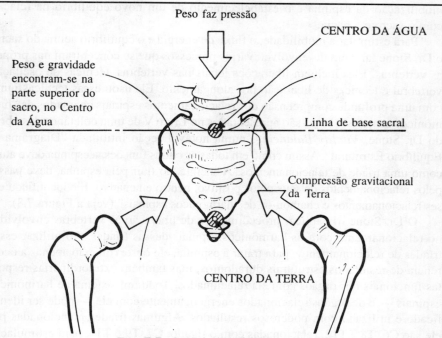

Fig. 7.7. O princípio básico sacral

O sacro é o pólo negativo do sistema energético sutil como um todo, e do sistema nervoso, enquanto sua expressão física. Grande quantidade de energia pode tornar-se letárgica e cristalizar-se aqui. O sacro está "ensanduichado" entre os chakras da Água e da Terra, cujas energias deslocam-se rumo ao maior grau de condensação. Ele também é o ponto focal de equilíbrio para o peso físico, vindo de cima, e para o contrapeso gravitacional, vindo da terra. As energias físicas e estruturais têm o seu principal ponto de apoio para o equilíbrio situado na base do sacro, no chakra da Água. Esse é um local de grande compressão. Entorses e dores nas costas, desequilíbrio sacroilíaco e problemas de disco são comuns aqui.

sushumna termina nesse área. Ele é também o pólo negativo do sistema nervoso e do sistema estrutural da espinha. Assim, ele se torna um elemento fundamental para todas as três camadas de energia com as quais o Dr. Stone trabalhou — os padrões de energia sutil, os padrões do sistema nervoso e a estrutura física. Os desequilíbrios de energia tendem a se manifestar com mais freqüência no pólo negativo do relacionamento quando as energias ficam mais condensadas. Esse, portanto, é um local de extrema importância para o potencial de cristalização e de desequilíbrio. O Dr. Stone desenvolveu técnicas que abrem suavemente tanto as energias como os relacionamentos estruturais do sacro e da bacia. Uma vez que a base da estrutura do corpo esteja equilibrada e estabilizada, poderá haver uma mobilização da espinha e o estabelecimento de um novo equilíbrio na relação com o sacro e a bacia.

Para estimular a mobilidade, o fluxo de energia e o equilíbrio acima do sacro, o Dr. Stone também desenvolveu vários processos que se concentram nas próprias vértebras. Eles incluem liberações locais nas vértebras, técnicas de oscilação vertebral e técnicas de liberação por alongamento. Ele usou essas técnicas junto com uma profunda compreensão dos relacionamentos espinais chamados de "harmônicos espinais". Estes são apresentados no Livro V de uma coletânea das obras do Dr. Stone, *Vitality Balancing*, numa notável seção intitulada "Diagrama 2, Equilíbrio Estrutural". Assim como em todas as outras funções, a espinha deve atuar como uma tríade de relacionamentos. A energia, ao fluir pela espinha, deve passar pelos relacionamentos de seus pólos positivo, neutro e negativo. Ele identificou esses relacionamentos e chamou-os de "harmônicos espinais" (veja a Figura 7.8).

O Dr. Stone iria aplicar procedimentos de liberação às vertebras envolvidas no relacionamento com os harmônicos espinais dessas tríades. Ao utilizar essas tríades de relacionamentos para tratar a espinha, ele observou, não apenas a ocorrência de resultados estruturais duradouros, mas também extraordinárias respostas funcionais nos órgãos com ela relacionados. Todo um sistema de harmônicos espinais — e de órgãos relacionados energeticamente com ele — pôde ser identificado e utilizado com poderosos resultados. Algumas tríades mencionadas por ele são C6, T8 e T12, relacionadas com o fígado; C7, T9 e T11, para estimulação da circulação, oxigenação celular e retirada dos produtos de excreção; e T1, T2 e T10, para o coração, a circulação e para o diafragma e as supra-renais: qualquer processo patológico terá relacionamentos vertebrais correspondentes. O Dr. Stone afirma que todos esses relacionamentos podem ser identificados. Ele orienta o terapeuta: "Encontre a vértebra ou área ativa com problemas e equilibre-as com duplos contatos, conforme as áreas mostradas no diagrama." No livro V, diagrama 2, ele apresenta um método preciso e extraordinário para tratar os desequilíbrios da espinha. Depois que o sacro estiver equilibrado, a parte superior poderá ser trabalhada com espantosos resultados. Minha experiência de muitos anos confirma os excelentes resultados produzidos pelos seus procedimentos de equilíbrio espinal, tanto estrutural quanto funcionalmente, nas vértebras e órgãos com elas relacionados.

Não podemos esquecer que o sistema estrutural e seus harmônicos são regidos pelo sistema de energia sutil subjacente a ele. As energias tornam-se desequilibradas primeiramente na fase sutil e, mais tarde, podem aparecer na forma de desequilíbrios estruturais. Tensões e bloqueios no Centro do Coração, por exemplo, podem produzir desequilíbrios lombares, e bloqueios nos centros da Água e da Terra podem se manifestar na forma de desequilíbrios lombares, sacrais e pélvicos.

Há alguns anos um homem entrou mancando em meu consultório, por causa de uma dor aguda na região lombar. Ele sentia dores na perna esquerda, provocadas por pressionamento do nervo ciático, e uma dor surda na região sacroilíaca. De modo geral, a vida para ele parecia tediosa. Ele tinha um emprego

HARMÔNICO ESPINAL

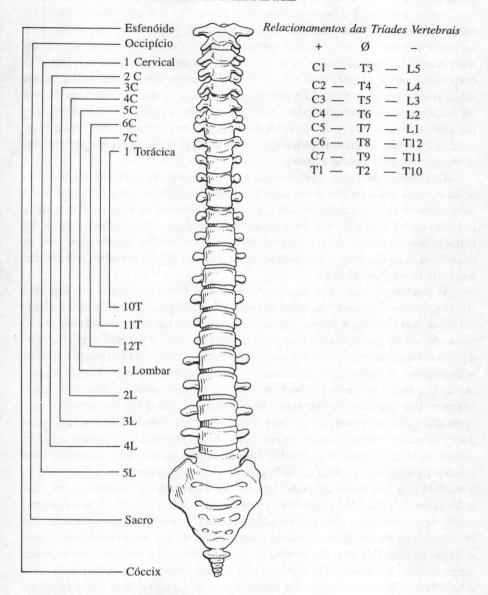

Relacionamentos das Tríades Vertebrais

+	Ø	−
C1	T3	L5
C2	T4	L4
C3	T5	L3
C4	T6	L2
C5	T7	L1
C6	T8	T12
C7	T9	T11
T1	T2	T10

HARMÔNICO DE ENERGIA DA ESPINHA

Os desequilíbrios energéticos e estruturais podem ser liberados através de contatos nos pólos das Tríades supramencionadas. Um desequilíbrio comum pode ser visto em C3-T5-L3, os Centros do Éter, do Ar e do Fogo.

Fig. 7.8. Harmônico Espinal

monótono e achava insatisfatório o seu relacionamento com a esposa. Prescrevi-lhe uma série de exercícios de polaridade que o ajudariam a equilibrar fisicamente a região pélvica, a esticar os músculos das coxas e a aumentar o fluxo de energia de uma maneira geral. Isso proporcionou-lhe pelo menos uma maneira de trabalhar sua dor e algum "poder" sobre a situação depressiva. As sessões eram uma combinação de trabalho de aconselhamento, exercícios e de um trabalho corporal de polaridade. No início, a dor tornou-se mais aguda e sua vida pareceu ainda mais estafante. Quando a energia começou a se deslocar através de sua bacia bloqueada e desequilibrada, a dor tornou-se mais aguda e os relacionamentos estressantes de sua vida adquiriram maior proeminência e tornaram-se mais difíceis de evitar. Quando você introduz mais energia numa situação cronicamente bloqueada, as coisas se agitam.

Ao trabalharmos com o seu sistema de energia, tornou-se óbvio que boa parte da energia tinha ficado presa num sacro desequilibrado, cuja principal lesão localizava-se na articulação sacroilíaca esquerda. Através de uma combinação de trabalho energético e de um tratamento bastante específico, embora suave, foi restaurado o equilíbrio do seu sacro e dos ossos dos quadris. Juntamente com os exercícios, isso eliminou o seu padrão de dor crônica e, pela primeira vez em três anos, ele ficou livre da dor.

As mudanças mais profundas, todavia, foram realmente vistas em sua vida como um todo. Dispondo de mais energia, ele conseguiu tomar decisões claras acerca de seu trabalho e de seus relacionamentos. Ele resolveu arriscar-se: demitiu-se de seu emprego seguro mas deprimente e montou o próprio negócio. Ajudei-o a compreender o estado em que se encontrava a sua vida e o modo como os seus padrões de medo, crença e condicionamento tinham se manifestado na forma de dor física, o que o fez literalmente interromper todas as suas atividades. Ele percebeu que estivera evitando comprometer-se com o seu casamento, e que tinha encarado sua esposa como uma figura maternal e muito distante das realidades do relacionamento existente entre eles. Eu os encaminhei a um conselheiro matrimonial com quem trabalharam durante algum tempo. Ele continuou suas sessões comigo, redescobriu o seu Fogo e descobriu uma nova força dentro de si, à medida que seu senso de poder pessoal foi crescendo. Juntamente com esse novo senso de poder, veio uma nova compreensão da responsabilidade e compromisso do casamento e uma grande energia para o seu novo empreendimento no mundo dos negócios. É fundamental compreender de que modo tudo isso se manifestou na forma de uma dor lombar — que literalmente o obrigou a interromper todas as suas atividades. Foi como se um conhecimento mais profundo tivesse dito: "Pare! Olhe o que você está fazendo para si mesmo e para a sua família." Felizmente, ele parou, olhou e aprendeu.

Trabalhar com a energia, tal como ela se manifesta em todos os seus relacionamentos, é uma atividade inacreditavelmente gratificante. Em nossos dois últimos capítulos iremos investigar o uso da dieta e dos exercícios nesse trabalho, e discutir o papel fundamental de nossos pensamentos e atitudes no movimento rumo à saúde e ao bem-estar.

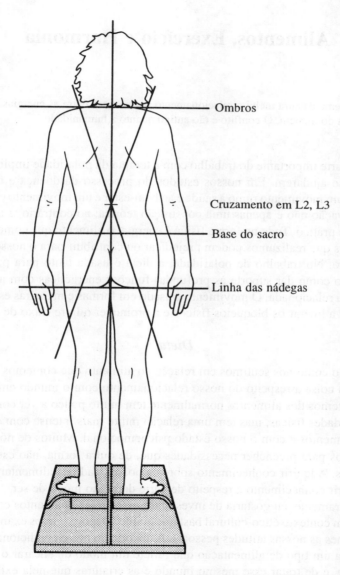

Fig. 7.9. Linhas de polaridade e gravidade no corpo perfeito

CAPÍTULO OITO

Alimentos, Exercício e Harmonia

O problema da cura inclui o relacionamento harmonioso entre as energias internas e externas do homem. O conflito é tão antigo quanto a humanidade.

Uma parte importante do trabalho com a terapia da polaridade implica ajudar clientes a se ajudarem. Em nossos estudos do processo da doença e da saúde, vimos que um movimento rumo à saúde e ao bem-estar é um movimento evolutivo. Esta observação não é apenas uma construção teórica; ao contrário, é algo eminentemente prático. Tudo na forma física é energia; o alimento que comemos e os movimentos que realizamos podem prejudicar ou contribuir para o nosso processo evolutivo. No trabalho de polaridade, a dieta é usada tanto para purificar o nosso corpo como dar suporte às profundas funções energéticas com as quais a comida está relacionada. O movimento é usado em formas e maneiras específicas para ajudar a liberar os bloqueios físicos e a promover o livre fluxo de energia.

Dieta

O modo como nos sentimos em relação ao alimento que comemos pode nos dizer muita coisa a respeito do nosso relacionamento com o mundo em geral. O uso que fazemos dos alimentos normalmente tem muito pouco a ver com as nossas necessidades físicas, mas tem uma relação muito mais intensa com os nossos condicionamentos e com o nosso estado psicoemocional. Muitos de nós usamos os alimentos para preencher necessidades que, de outra forma, não estão sendo preenchidas. Adquirir conhecimento sobre os nossos padrões alimentares é também adquirir conhecimento a respeito de parte do nosso modo de ser.

Primeiramente, eu gostaria de investigar nossos relacionamentos com os alimentos num contexto ético-cultural bastante amplo. Depois, vamos examinar com mais detalhes as nossas atitudes pessoais. A maioria de nós é condicionada desde a infância a um tipo de alimentação que reflete um modo de encarar o mundo à nossa volta, e de tratar esse mesmo mundo e as criaturas que nela existem. Fui criado na cidade de Nova York, e minha família gostava muito de carnes vermelhas. Nova York está cheia de *delicatessens* judias e italianas em todos os bairros e, por isso, fui estimulado — na verdade, quase forçado — a comer rosbife, pastrami, carne em conserva, língua e frango na forma de sanduíches, assados, ensopados e tortas. Eu nem sequer chegava a considerar o fato de que toda aquela carne já havia sido um ser que vivia e respirava como eu. O rosbife vinha em fatias finas, os filés em fatias grossas e os salames em rolos. Nunca cheguei realmente a pensar neles como coisas que já haviam estado vivas. No livro *Diet for a Small Planet*, Frances Moore Lappé faz uma bela defesa ética do vegetarianismo. Sua premissa básica é que a produção de carne é uma maneira ineficiente e perdulária de usar os nossos recursos e a nossa terra. Nos Estados Unidos, metade das terras agrícolas é usada para alimentar animais, em vez de pessoas. Esses animais — gado bovino, porcos e frangos — são então usados para alimentar seres humanos. Em termos de uso de proteína, isso é muito ineficiente. São necessários 21 quilos de proteína vegetal para produzir *um* quilo de proteína de carne de vaca. O gado bovino é uma fábrica de proteína bastante ineficiente. Considerando todos os animais domésticos, são necessários cerca de oito quilos de proteína vegetal para produzir um quilo de proteína animal.

Um outro fator é o uso da terra. Segundo Lappé,

> Uma outra maneira de avaliar a relativa ineficiência do gado é fazer uma comparação com as plantas quanto à quantidade de proteínas produzidas por hectare. Um hectare de cereais pode produzir *cinco vezes* mais proteínas do que um hectare dedicado à produção de carne; leguminosas (feijões, ervilhas, lentilhas) podem produzir *dez vezes* mais. O espinafre, por exemplo, pode produzir 26 vezes mais proteínas por hectare do que o gado bovino.

Em média, apenas 10% das proteínas vegetais oferecidas aos animais são recuperadas a cada ano na forma de proteínas utilizáveis em nossa dieta! Isto, de acordo com Lappé, significa que são perdidos neste processo 18 milhões de toneladas de proteínas por ano. Isto também equivale a 90% do déficit mundial de proteína! A produção de carne representa uma pilhagem da terra e, considerando a fome que grassa pelo mundo, é imoral e antiética. As proteínas vegetais poderiam ser mais bem utilizadas na alimentação das pessoas que estão passando fome.

Uma outra questão, talvez mais emotiva para mim, é o próprio ato de matar os animais. De acordo com muitas tradições religiosas, os animais são seres sensientes (ou seja, têm consciência), dotados de sentimentos, formas de consciência e necessidades próprias. A morte de um ser sensiente é considerada um ato extremo que demonstra ignorância. Ele causa dor e sofrimento para saciar os nossos próprios desejos e impedir que os animais vivam a sua vida. Quer você acredite ou não em vidas passadas e futuras, o sofrimento presente causado aos animais é bastante fácil de ser compreendido. Existe um filme admirável chamado *The Animal Film*, produzido faz alguns anos. De um modo absolutamente imparcial, ele leva as pessoas para a indústria de produção de carne, mostra as privações por que passam os animais e os sofrimentos causados a eles, tanto durante a criação como por ocasião do processo de matança. Muito já foi dito sobre os aspectos morais e "éticos" do vegetarianismo, e isso é algo que cada um de nós tem de decidir por si mesmo. Quanto a mim, limito-me a dizer que me tornei vegetariano por ser esta uma maneira mais proveitosa e inofensiva de existir no mundo. Também descobri um mundo inteiramente novo de deliciosas receitas, sabores e prazer.

A terapia da polaridade usa o conhecimento das propriedades energéticas e purificadoras dos alimentos como técnicas terapêuticas. A energia expressa-se em nossas formas mentais, emocionais e físicas, e pode tornar-se desequilibrada em qualquer estágio. A energia pode tornar-se desequilibrada em suas fases mais sutis, no Sistema de Energia dos Cinco Elementos ou nas manifestações físicas desse sistema. O alimento preenche a necessidade de absorvermos energia física para manter o funcionamento do nosso corpo. O tipo de alimento que ingerimos está relacionado diretamente com o tipo de ambiente físico interno, e o tipo de fonte de alimento também tem uma relação direta com o tipo de energia nele contida. Uso os alimentos e a dieta em minha clínica como uma maneira de dar às pessoas uma outra oportunidade de observar um determinado aspecto da própria vida. Por um lado, os alimentos que comemos afetam a nossa saúde no nível físico; por outro, o modo como nos alimentamos é uma expressão de quem somos e de como abrimos o nosso caminho no mundo.

Na ótica da nutrição ortodoxa, os alimentos são avaliados unicamente em termos bioquímicos. Esta é uma filosofia reducionista. Os alimentos são reduzidos às suas proporções quantificáveis: tanto de carboidratos, tanto de proteínas, vitaminas, minerais, etc.; o fundamental aqui são as perguntas "O quê?" e "Quanto?" O que importa é a quantidade dos componentes. A maneira como o corpo os utiliza é importante apenas na perspectiva bioquímica. Na terapia da polaridade não estamos tão interessados em quantidade, mas sim no modo como os alimentos são utilizados, ou seja, na qualidade. Além disso, consideramos a qualidade de uma maneira bastante específica. Levamos em conta não apenas a qualidade da fonte do alimento, seu frescor e as técnicas de produção, como também a qualidade e os relacionamentos da energia que esse alimento contém.

Quanto à dieta, a primeira coisa que solicito a um cliente é o preenchimento, durante cinco dias, de um formulário de dietas. Esse formulário divide o dia em períodos, e o cliente pode escrever nele o que quer que tenha comido ou bebido ao longo do dia. Também lhe peço que tome nota de quaisquer sintomas que possa sentir e em que horário eles se manifestaram. Com isso, obtenho uma visão geral de seus hábitos alimentares e de possíveis relações entre os sintomas. Este é o primeiro estágio, o estágio do "quê". Depois disso, examino atentamente os formulários preenchidos e verifico a quais categorias os clientes pertencem. Se você voltar à nossa discussão sobre os elementos, vai se lembrar de que diferentes tipos de alimentos relacionam-se predominantemente com elementos específicos. Ao ler a tabela de alimentos de uma pessoa, você poderá ver como eles estão equilibrando as energias em sua alimentação, onde pode haver deficiências e para quais tipos de alimentos eles são energeticamente atraídos.

Uma pessoa poderá ser atraída para um tipo elementar de alimento por estar usando essa forma de energia com mais intensidade ou por haver uma deficiência desse tipo de alimento. Da mesma forma, você poderá ser atraído para alimentos que ajudam a manter o desequilíbrio energético ao qual você está preso. É bastante comum, por exemplo, que pessoas cansadas e esgotadas tenham quantidade insuficiente de alimentos Fogo na dieta, ou que pessoas que abrigam muita raiva e ressentimento comam um excesso de alimentos do Fogo para sustentar seu desequilíbrio energético. É somente conhecendo a pessoa num nível mais profundo e ajudando-a a conhecer a si mesma que os verdadeiros relacionamentos tornam-se claros.

Você talvez queira experimentar esse método em si mesmo. Faça cópias do quadro da Figura 8.1 e escreva nele tudo o que comer e beber ao longo de cinco dias. Anote também quaisquer sintomas que possa experimentar (cansaço é um sintoma!). Em seguida, observe a quais categorias elementares pertencem os alimentos e veja quais são as suas próprias tendências e desequilíbrios no nível energético. Procure ter uma dieta equilibrada no tocante aos Quatro Elementos e veja em relação a quais elementos parece haver uma necessidade especial. A tensão nervosa está minando suas energias do elemento Ar? A raiva desequilibra o seu Fogo? Você faz trabalho físico pesado e precisa de mais alimento da Terra? O equilíbrio energético correto dos alimentos só pode ser realmente encontrado por tentativas e erros e sendo sincero consigo a respeito de si mesmo.

A verdadeira linha de base de nossa dieta é o modo como usamos a energia dos nossos alimentos e a maneira pela qual os nossos padrões de alimentação inserem-se num movimento que se aproxima ou se afasta do equilíbrio. Isso nos faz pensar em todo o padrão de evolução e involução. Podemos seguir o padrão do nosso condicionamento passado, comer alimentos que nos desequilibram e ficar presos num ciclo involutivo. A maior parte dos ocidentais adota uma dieta constituída por carne, produtos industrializados e uma combinação de alimentos demasiado pesados e que produzem um efeito "tamásico" (peso) no corpo. O organismo demora muito tempo para processar e eliminar esses alimentos. Os resíduos tóxicos têm mais facilidade para se acumular nos tecidos do corpo por causa do peso dos alimentos e da demora para processá-los. A maioria dos produtos à base de carne são adulterados com hormônios de crescimento, antibióticos, e por resíduos ligados ao medo que os animais sentem antes de serem mortos. Isso inclui adrenalina e outras substâncias químicas liberadas no momento da morte e a *energia* de todo o processo da matança. Ao comer um hambúrguer, portanto, você também come tudo isso. Os alimentos que são de natureza tamásica tendem a dar sustentação à fase tamásica (fase de cristalização) do movimento de energia. Eles aumentam a nossa tendência para ficarmos "atolados" ou cristalizados na "tensão superficial das coisas" e ajudam a causar um processo de "pulverização" em nosso corpo e em nossa mente. Não é de admirar que a maioria das dietas de purificação envolvam o uso de alimentos leves, como frutas, vegetais e seus sucos. Esses alimentos tendem a dar suporte a um processo de purificação e construção da saúde, sendo mais equilibrados e mais facilmente utilizados pelo corpo.

Data	Relacione aqui tudo o que for comido e bebido nas principais refeições.		Relacione aqui tudo o que for comido e bebido; relacione também todos os sintomas e dores
Hora	Café da manhã	Hora	Entre as refeições:
Hora	Almoço:	Hora	
Hora	Jantar:	Hora	

Fig. 8.1. Quadro de Alimentação

1. Preencha o quadro durante cinco dias.
2. Observe as categorias elementares.
3. Observe desequilíbrios e tendências nos alimentos pelos quais você sente desejo.
4. Procure equilibrar energeticamente a sua dieta.
5. Preste atenção no modo como você usa esses alimentos, se para ajudar a manter o desequilíbrio ou para "elevar" o nível das energias que tendem a se esgotar.

Ar — frutas e nozes, alimentos fermentados e derivados do leite preparados pela cultura de microorganismos.
Fogo — cereais, legumes, feijões (ervilhas, lentilhas), sementes; alimentos amargos — chicória, escarola, dente-de-leão, agrião; também gengibre, alho, cebola, alho-porro.
Água — verduras de folha, abóboras, melões, leite, vegetais que crescem perto do solo.
Terra — raízes, tubérculos, bulbos, mel, queijos duros.

Sobreposto a isso há uma profunda tendência em todos nós para usar os alimentos a fim de preencher outras necessidades que nada têm a ver com a nutrição. Assim, as pessoas comem para se "encher" não apenas com nutrientes, mas também com bons sentimentos, amor, prazer e para preencher todos os "vazios" emocionais que possam estar sentindo. Quando analisamos nossa dieta, devemos prestar atenção não apenas aos tipos de alimentos que estamos comendo, mas também aos impulsos que estão por trás de nossos padrões de alimentação. Tive o privilégio de passar um curto período de minha vida como monge budista ordenado. Parte dos exercícios consistia em aceitar qualquer alimento que me fosse oferecido pela bondade de um outro coração. Em meu estômago entraram todos os tipos de alimentos repulsivos e minha principal atividade era observar meus julgamentos, opiniões e necessidades ligados ao processo da alimentação. Foi-me ensinada uma percepção específica a ser usada quando estivesse aceitando e ingerindo os alimentos. Isso tinha o propósito de abrir as minhas próprias atitudes condicionadas mentalmente acerca dos alimentos. Na condição de monge, levando uma vida reclusa, essa foi uma prática muito poderosa e transformadora. Não se tratava de uma autorização para comer o que quer que fosse colocado em minha tigela, mas sim de um exercício que consistia em observar minhas reações condicionadas a esses alimentos. Como leigo, tive de examinar os alimentos e determinar qual é o seu melhor uso pessoal para promover não só a saúde, mas também uma maneira inofensiva de viver neste mundo. Que tipo de alimentação reduz o sofrimento, dá sustentação ao equilíbrio e estimula a vitalidade? Essa foi a minha busca e, nesse sentido, a Terapia da Polaridade tem me ajudado enormemente.

A purificação interna é um processo que contribui para modificar nossa relação com os alimentos que comemos. Devido a uma dieta rica em produtos animais, aditivos, alimentos processados industrialmente, sal e açúcar, os resíduos tóxicos dos produtos de excreção acumulam-se nos tecidos do corpo. O fígado é o principal órgão de desintoxicação e pode suportar muitos abusos. Ele primeiramente armazena a sobrecarga de resíduos tóxicos em seus próprios tecidos e, depois, quando fica sobrecarregado, a toxicidade é armazenada nos tecidos do corpo, especialmente nos tecidos conjuntivos e na fáscia. Isso cria um ambiente interno que é tóxico e que pode produzir um colapso físico dos órgãos e sistemas por ele afetados. O Dr. Stone desenvolveu uma rotina específica de purificação que se tornou conhecida como "Dieta Purificadora da Polaridade" (veja o Apêndice, p. 211). Ela consiste numa beberagem tomada pela manhã e conhecida como "limpa-fígado", que purifica e retira produtos tóxicos do fígado e da vesícula biliar.

Juntamente com a bebida para limpar o fígado, ingere-se também uma infusão específica de ervas purificadoras que contribuem para a eliminação desses resíduos através dos rins e do cólon. Sucos de frutas podem ser tomados um pouco depois, ainda pela manhã. O almoço e o jantar consistem em vegetais ou frutas frescas, embora vegetais cozidos também possam ser usados com bons resultados. O chá purificador é bebido ao longo de todo o dia. Depois de um período de purificação é iniciada uma dieta de "construção da saúde", em que a pessoa lentamente acrescenta outros alimentos para observar os seus efeitos sobre todo o sistema. Com um conhecimento da dinâmica da energia da alimentação e das reações aos alimentos, pode-se estabelecer uma dieta saudável para essa pessoa em particular. Consulte o Apêndice para obter maiores informações sobre dietas purificadoras e de promoção da saúde. O livro *Health Building*, do Dr. Stone, contém uma enorme quantidade de informações sobre esse assunto e eu o recomendo enfaticamente.

O ponto focal dessa discussão é o desenvolvimento de uma percepção do nosso relacionamento com aquilo que comemos. Aqui o pensamento e a atitude são fatores importantes e é essencial uma compreensão de nossos anseios e necessidades. A alimentação é apenas mais um componente da nossa maneira de viver neste mundo. Ao compreendermos melhor a nossa alimentação, também passamos a compreender melhor a nós mesmos. O modo como nos alimentamos tanto pode dar sustentação a uma espiral involutiva descendente, produzindo desequilíbrio e doenças (quando é um ato inconsciente que encobre as nossas verdadeiras necessidades e nos prende a condicionamentos), como pode ser um processo em que compreendemos o nosso modo de ser no mundo e permitimos que ocorra um movimento rumo à verdadeira saúde.

Uma outra maneira de darmos apoio ao desequilíbrio é através da inatividade. O mundo físico é o domínio da resistência: sempre estamos nos opondo a alguma força física. Para ficarmos de pé e caminhar precisamos nos opor à força de gravidade e ao nosso próprio peso morto. Para permitir que o pensamento se transforme numa ação precisamos usar energia física. Temos a tendência de optar pelo caminho de menor resistência. Para muitos de nós, é mais fácil sentar e assistir televisão do que nos ocuparmos de alguma coisa ativa ou criativa. É fácil nos deixarmos dominar por aquilo que os budistas chamam de "indolência e torpor". O Dr. Stone chama isso simplesmente de preguiça, mas uma preguiça com muitas sutilezas e muitas camadas. Sua essência é constituída por padrões de energia bloqueada e desequilibrada. Quando a energia não está se movendo de uma maneira fluida e equilibrada, a nossa vitalidade é baixa. Nossa percepção e nossa capacidade de sentir ficam embotadas. Podemos nos sentir pesados, cansados, indolentes e exauridos várias vezes por dia. Quanto mais desequilibrado e congestionado for o nosso sistema de energia, maior a tendência para nos sentirmos assim. E energia bloqueada é um processo desordenado; quanto mais bloqueado e congestionado o sistema, mais desordenado ele se torna. Conforme temos visto, quanto mais desordenado o nosso sistema de energia, maior a tendência para o desequilíbrio mental, emocional e físico. Num nível prático, temos a tendência para deixar que as coisas entrem em colapso. À medida que vamos ficando mais velhos, deixamos que as nossas energias e o nosso corpo tendam para um nível cada vez maior de cristalização. Os nossos padrões de pensamento tornam-se inflexíveis, nossos estados emocionais se solidificam e adquirem um caráter repressivo ou indulgente, e o nosso corpo físico perde a flexibilidade por causa de articulações rígidas e tecidos tóxicos. Há uma tendência para todos os sistemas de energia do mundo físico pararem de funcionar e ficarem desordenados à medida que a energia vai ficando presa em sua fase física. Este processo é chamado de entropia.

No corpo, como já vimos, o Dr. Stone chamou este processo de "cristalização". Wilhelm Reich chamou-o de "encouraçamento", e há uma palavra chinesa para designá-lo, que pode ser traduzida grosseiramente como "Chi congelado" (isto é, energia congelada!). Tradicionalmente têm sido desenvolvidas muitas formas de movimento para se oporem a esse processo de cristalização. Na Índia foram desenvolvidas as conhecidas posturas e movimentos da Hatha Yoga. Na China foram criados inúmeros exercícios Chi Kung para abrir, fazer circular e promover o equilíbrio dos padrões do Chi bloqueado. No Tibete, os exercícios incrivelmente sutis e poderosos do Kum Nye surgiram na estrutura budista. Esses exercícios abrem os processos energéticos sutis subjacentes à nossa dor e desconforto e revelam profundos padrões de comportamento condicionado. Em termos budistas, eles expõem o processo de cristalização do ego e liberam os padrões kármicos presos ao domínio físico.

No Ocidente, a maior parte de nossos exercícios físicos destina-se apenas a fortalecer ou a tornar mais flexível o corpo físico. Pouco tem-se trabalhado com os exercícios num contexto mais energético. O trabalho mais conhecido compreende os exercícios da terapia reichiana e neo-reichiana, especialmente os exercícios da bioenergética. Estes usam o movimento e as posições de tensão para forçar a abertura dos padrões de energia vital bloqueada. A postura de tensão é mantida até que o padrão habitual de encouraçamento literalmente tenha de ceder. O Dr. Stone também compreendeu a necessidade de se oferecer às pessoas as

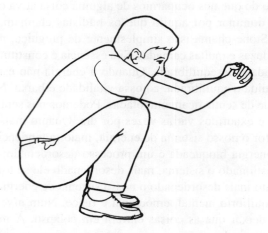

*Fig. 8.2. Polaridade básica na posição agachada
(acocoramento "jovem" pleno)*
Abaixe-se lentamente até ficar de cócoras; quando necessário, podem ser usados suportes para o calcanhar, tais como livros e almofadas. Balance de um lado para o outro e faça movimentos circulares para desobstruir e estender suavemente o corpo.

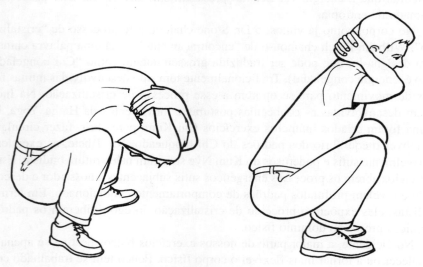

Fig. 8.3. Algumas variações da postura de cócoras
Mãos na nuca, cotovelos entre os joelhos. Estenda a espinha, deixando os braços caírem pesadamente. Segunda posição: levante o peito e afaste os cotovelos, aproxime as omoplatas uma da outra e faça movimentos respiratórios profundos. Use sons, gemidos, etc., para ajudar a liberar as tensões.

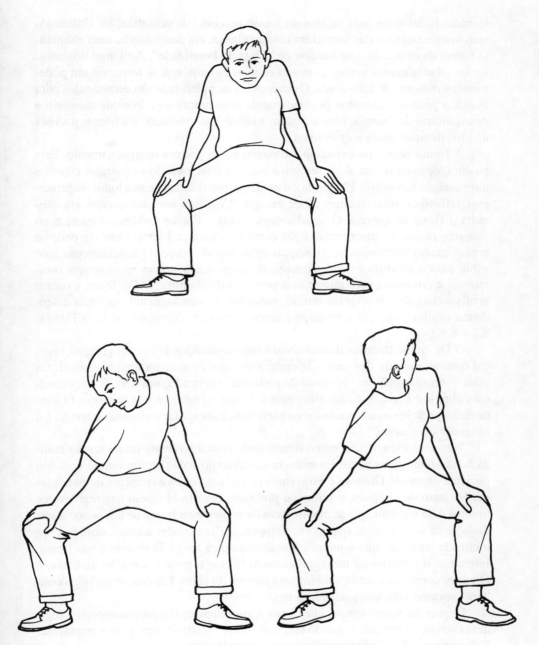

Fig. 8.4. Variações sobre a pirâmide
Os pés devem estar afastados e formar um ângulo de 45°. Cotovelos travados, os braços suportam a parte superior do corpo para transferir o peso para as pernas. A cabeça aninha-se entre os ombros. Um movimento vigoroso nessa postura ajuda a estender e a exercitar toda a espinha.

técnicas necessárias para se oporem a esse processo de cristalização. Utilizando seus conhecimentos das formas indiana e chinesa, ele desenvolveu uma eloqüente forma de exercício, que batizou de "Yoga da Polaridade". Ao longo dos anos, foram criadas muitas variações dos exercícios básicos, que se tornaram um poderoso instrumento de auto-ajuda. Os exercícios de polaridade são estruturados para ajudar a pessoa a trabalhar profundamente seus próprios padrões de bloqueio e desequilíbrio de energia. Eles a ajudam a elevar sua vitalidade e a liberar padrões de cristalização física e emocional.

A forma básica do exercício é baseada numa postura de agachamento. Esta postura, de certa forma, é um retorno à posição fetal, quando as energias estavam num estágio formativo. Ela produz uma maior proximidade entre todos os principais reflexos e relacionamentos de energia. Utilizada adequadamente, ela estimula o fluxo de energia. O agachamento ajuda e liberar tensões na bacia e no assoalho perineal e nos permite ligar as nossas energias à terra. Com ele pode-se estirar suavemente todos os principais músculos do corpo. O agachamento contribui para a abertura e o relaxamento do corpo e usa suaves movimentos oscilatórios e circulares para iniciar esse processo de abertura. O Dr. Stone e outros profissionais desenvolveram muitas variações do agachamento, as quais estendem a espinha, liberam o pescoço e abrem o peito e o coração. (Veja as Figuras 8.2 e 8.3.)

O Dr. Stone também desenvolveu vários exercícios feitos em posição vertical que, na maioria das vezes, liberam a energia do sistema âmago-espinal. Os mais conhecidos são as "posturas de pirâmide" (veja a Figura 8.4). Esses exercícios abrem a bacia, esticam a espinha e abrem os ombros e o pescoço. O som também pode ser usado em todos os exercícios para ajudar a eliminar a tensão e o bloqueio de energia.

Tive uma experiência muito interessante com a pirâmide numa sessão realizada há alguns anos atrás. Eu estivera trabalhando havia algum tempo com um paciente chamado Gregory e estávamos fazendo diversos exercícios de polaridade. No caso de Gregory, o principal problema era um bloqueio nas regiões dos ombros e do coração, que se manifestava fisicamente na forma de um peito "afundado" e de uma incrível tensão nas omoplatas. Ele também adotava uma postura inclinada para trás, que o puxava literalmente para longe do mundo à sua frente. Iniciamos o trabalho na mesa, procurando liberar o peito e a região da bacia, e Gregory começou a sentir um bloqueio na área do peito. Ele descreveu isso como "uma enorme mão pressionando o meu peito".

Depois de algum tempo, chegamos a um impasse: Gregory começou a fugir dessa sensação porque, segundo ele, isso o fazia sentir-se temeroso e impotente. Essa era uma clara "afirmação interior" a respeito da emoção presa em seu peito. Tirei Gregory da mesa e fiz com que ele começasse a trabalhar com os exercícios. Ele poderia sentir-se menos vulnerável na posição vertical e isso ajudou-o a suportar mais facilmente aquilo que estava sentindo. Ficamos ambos na posição de pirâmide, um diante do outro, e cada um de nós fixou o olhar nos olhos do outro. Sua respiração tornou-se muito superficial e eu chamei-lhe a atenção para isso e

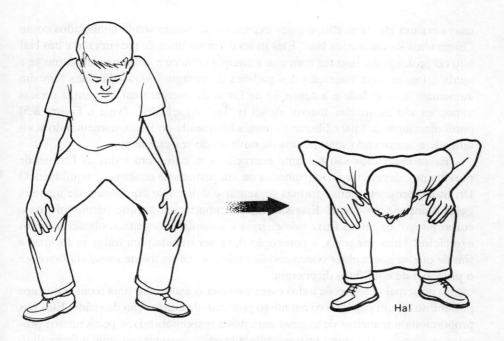

Fig. 8.5 Ha! do agachamento
Mantenha entre os pés uma distância equivalente à dos quadris e coloque as mãos sobre e acima dos joelhos. Abaixe-se até ficar de cócoras, ao mesmo tempo que emite um "Ha!" bem alto. Retorne imediatamente para a posição inicial e repita o movimento o maior número de vezes possível, mas sem se fatigar.

pedi-lhe que continuasse prestando atenção em seu peito. Sua respiração ficou mais profunda. Pude ver refletida em seus olhos a dor que ele estava sentindo. Ficamos assim por um período que me pareceu durar horas, mas que não deve ter se prolongado por mais do que alguns minutos. Subitamente, Gregory soltou um grito de dor e pesar que lhe estivera abafando desesperadamente o fundo do peito. Seu corpo tremeu e ele foi dominado pela purificação da dor.

Posteriormente, fizemos algum trabalho de equilíbrio e Gregory falou sobre seu pai, que havia morrido quando ele tinha apenas cinco anos, e do grande amor e tristeza que sentia por ele. Gregory nunca havia permitido que o pesar limpasse seu coração, e carregara isso consigo durante todos esses anos. Ao admitir esse movimento de pesar, suas energias foram realmente liberadas. Lembrando que o Éter rege o pesar, podemos ver que todo o seu campo se expandiu e que foi essa, de fato, a sensação que ele teve.

O som é uma força poderosa e pode ser de grande ajuda para liberar tensões e bloqueios de energia. O Dr. Stone desenvolveu toda uma série de exercícios que usam o som para ajudar a liberar bloqueios físicos e emocionais. O som que ele usava era um Ha! bem alto, e esses exercícios acabaram sendo conhecidos como "Exercícios Respiratórios Ha!" Eles usam diversos tipos de movimento e um Ha! alto ou prolongado. Isso faz com que a energia comece a se mover rapidamente e ajuda a iniciar uma liberação dos padrões de energia bloqueada. Eles também aumentam a vitalidade e a sensação de fluxo da energia vital. Algumas poucas variações são mostradas abaixo. Achei o "Ha! Agachado" (veja a Figura 8.5) particularmente útil para liberar a energia bloqueada do Fogo, aumentando a vitalidade e removendo sentimentos de raiva ou de ressentimento.

Esses exercícios são bastante energéticos e, como em todas as formas de movimento, devem vir acompanhados de um período de descanso e equilíbrio. O Dr. Stone projetou muitas formas de sentar e deitar que equilibram de maneira geral a energia do corpo. Elas são muito importantes porque permitem que o corpo integre os novos fluxos de energia e consolide os ganhos obtidos com os exercícios. Uma vez mais, a percepção deve ser trazida para todas as formas, a fim de que se possa obter o máximo de efeito — e uma mente tranqüila favorece o processo de equilíbrio de energia.

O principal objetivo de todos esses exercícios é alcançar uma técnica que nos possibilite ter um papel ativo em nosso processo de construção da saúde. Eles nos proporcionam maneiras de chamar para nós a responsabilidade pelos nossos próprios processos. Assumir a responsabilidade pelo nosso estado atual e *fazer* alguma coisa a esse respeito é o mais proveitoso primeiro passo que podemos dar. Com essas formas dispomos de um meio para atuar de um modo muito ativo sobre os nossos singulares desequilíbrios de energia. Elas nos ajudam a sair de um declive que nos conduz à inatividade e à desordem, e a passar para um movimento evolutivo em que os bloqueios de energia estão sendo abertos e no qual sentimos uma maior vitalidade. As formas de exercícios também podem nos ajudar a sair da nossa cabeça e a entrar em nosso corpo. Por meio deles podemos nos familiarizar com os nossos padrões de bloqueio e desequilíbrio, ao senti-los em nosso corpo. Podemos usá-los para ajudar a abrir esses padrões, sentir o fluxo de energia e para ter mais vitalidade e entusiasmo. Ao trazermos a consciência para esse processo — conforme acontece em todos os outros processos —, adquirimos uma maior liberdade em relação aos padrões desequilibrados que descobrimos. A energia *é* movimento e, desse modo, estamos estimulando esse movimento.

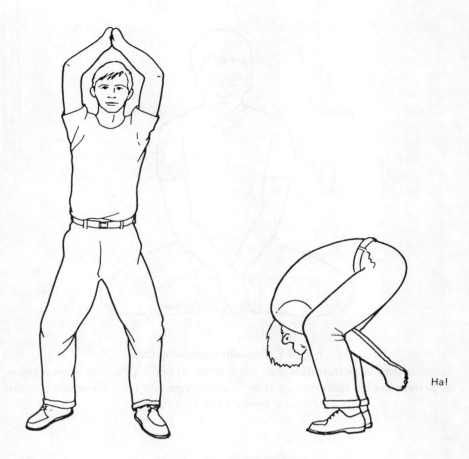

Fig. 8.6. Ha! do lenhador
Mantenha entre os pés uma distância igual ou maior que a largura dos quadris. Joelhos dobrados, bacia projetada para trás. Comece a fazer o movimento de "cortar lenha" com um Ha! bem alto. Repita o maior número de vezes possível, tomando cuidado para não se fatigar. Mantenha os joelhos dobrados o tempo todo.

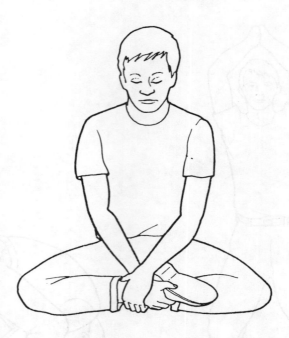

Fig. 8.7. Posição sentada neutra
Sente-se com as pernas diante de você, rente ao chão. Cruze as mãos e segure os tornozelos do lado oposto (isto é, mão esquerda com tornozelo direito). Deixe a mente ficar silenciosa.

CAPÍTULO NOVE

Conclusões e Considerações Finais

A vida não tolera a doença. Por que, então, deveríamos tolerá-la? Se não lutarmos contra as emoções e os aspectos negativos da nossa mente, tal como faz um peixe preso numa rede, nunca poderemos escapar desses laços e "limites".

Em nossa vida ocultamo-nos com camadas e mais camadas de condicionamentos, crenças, pensamentos e formas e, às vezes, talvez nos pareça uma tarefa impossível encontrar o nosso caminho em meio a tudo isso. Todos nós gostaríamos de ter alguma paz em nossa vida e de falar um pouco a respeito dessa possibilidade que existe para cada um de nós. Para isso, eu gostaria de usar um modelo desenvolvido por Ken Wilber e chamado por ele de "Espectro da Consciência". Ele se baseia no diagrama mostrado na Figura 9.1.

Nesse diagrama temos a concepção de Wilber acerca de um espectro de atributos da consciência, à medida que passamos do estado universal da Mente para estados de separação e dualidade. Cada fase do espectro marca uma mudança na consciência, que tanto pode ser no sentido de maior Unidade como de maiores separações. À proporção que vamos nos afastando da "consciência universal da Mente", como Wilber a chama, passamos por faixas de maior separação e alienação. A "Mudança Primordial" ou Grande Separação ocorre num nível muito sutil. Trata-se da grande cisão para as polaridades, para Yin e Yang. Surgem o sujeito e o objeto, o "eu" e o "outro", o meu e o seu.

No nível transpessoal, essa separação da consciência em partes é muito sutil. Ainda existe uma sensação de "totalidade" ou "unicidade", sem uma ruptura para uma consciência do tipo "organismo x ambiente". Todavia, a identificação com a Origem foi perdida e surge um nível muito sutil de separação. Naquilo que Wilber chama de nível Existencial, a cisão se aprofunda e o organismo — o ser — passa a se ver como uma entidade separada do ambiente. Mas o próprio ser ainda se sente como um "todo" no sentido de que se identifica com todo o seu ser psicofísico. Ele vivencia a unicidade entre a mente e o corpo, mas ainda se sente separado de seu ambiente. É aqui que surge um nível muito sutil de pensamento e o organismo começa a levantar o véu mais profundo do ego. Na fase Ego, esse processo está

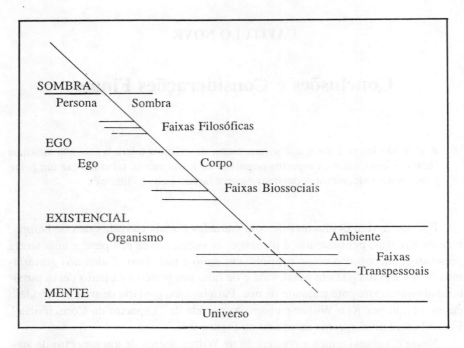

Fig. 9.1. O espectro da consciência. (Extraído de Journal of Transpersonal Psychology, *Número 2, 1975. The Spectrum of Consciousness.)*

mais adiantado e o ser se identifica com uma construção de si mesmo. Ele se identifica, segundo Wilber, com a sua auto-imagem condicionada. No nível da psique, o organismo está dividido em ego e corpo como algo separado dele. Assim, as pessoas dizem: "Tenho um corpo" e não "Sou um corpo". Nesse nível nos identificamos com uma construção mental do nosso organismo psicofísico e nos sentimos separados da nossa forma física. Desse modo, foram criados um véu e uma cisão mais profundos. O nosso ego sente-se separado do nosso corpo. A fase final ocorre quando o ser se identifica apenas com parte de sua construção do ego e repudia ou se alheia de partes com as quais não se sente à vontade, considerando-as dolorosas ou indesejáveis.

O movimento evolutivo ocorre quando são curadas as cisões ou separações de cada nível e o indivíduo experimenta um maior senso de unidade. Dessa maneira, a integração entre a Persona (os aspectos de nós com os quais nos identificamos) e a Sombra (as partes de nós mesmos que repudiamos), leva-nos ao desenvolvimento de um ego curado e fortalecido. A integração entre o ego e o corpo produzirá a experiência existencial da totalidade no corpo e na mente. A integração do organismo total com o seu ambiente irá conduzi-lo a níveis transpessoais de "unicidade" ou "totalidade" com toda a criação, e uma integração final permitirá que a criação una-se ao criador. (Veja a Figura 9.2.) Uma outra maneira é considerar isso não como uma união, mas como uma profunda lembrança — uma remoção de nossos véus mais profundos. No zen-budismo dizem que "não há nada para se conseguir, mas muito para irradiar". Este é um processo em que nos soltamos para a nossa Verdadeira Natureza, uma genuína viagem de cura universal. As camadas da cebola vão sendo retiradas até que a verdade mais profunda seja compreendida.

Retornando à nossa discussão sobre pensamento e atitude, podemos ver agora de que modo eles podem apoiar ou o processo de rejeição ou o processo de cura e integração. Pensamentos inadequados ou negativos podem mergulhar-nos no "empurrar-puxar" das diversas polaridades que existem dentro de nós. Bom-ruim, prazer-dor, ódio-amor, desespero-alegria são todos pólos de separação. Os pensamentos nos prendem nesses contrastes até se tornarem tão arraigados que a energia existente por trás deles fique cristalizada e "congelada". Ficamos tão presos a esses ciclos que acreditamos que eles sejam o nosso verdadeiro eu. O resultado é doença e desequilíbrio. A percepção adequada ou positiva pode ser usada para investigar, analisar nossa vida e para transformar maneiras destrutivas de ser, tornando-as construtivas. Ela pode favorecer uma investigação e um movimento mais profundos no sentido da totalidade e da saúde. Num certo sentido, o pensamento e a percepção adequados constituem uma balsa que usamos até podermos passar por todo o processo, chegando ao que os tibetanos chamam de "Percepção Pura Primordial". É importante compreender que todos esses níveis de dissociação estão acontecendo dentro de nós a todo momento. Trata-se de todo um fluxo energético que pulsa a cada instante através de nós mesmos e do universo. Sendo uma corrente de pulsação no presente, sua verdade acha-se disponível para nós neste exato momento! Embora dividamos essa corrente em duas fases, por uma questão de conveniência, *devemos* nos lembrar de que esse é um rio de uma só verdade, no qual uma energia pulsa a partir da fonte, manifesta-se e retorna à origem. Sábio é aquele que entende isso plenamente no momento e volta a vivenciar a sua verdade mais profunda. Retornando ao Capítulo 1, David Bohm, um físico, desenvolveu uma nova teoria do relacionamento macrocósmico/microcósmico que, às vezes, é chamada de "Paradigma Holográfico". Segundo este modelo, existiriam leis implícitas do universo "contido" dentro do domínio explícito da experiência. Em *The Atman Project*, Ken Wilber usa esse conceito quando fala sobre o relacionamento evolutivo e involutivo:

> Para que ocorra a evolução, que é o desenvolvimento de estruturas superiores, estas últimas, de alguma forma, devem estar presentes desde o início: a sua potencialidade deve estar contida nos modos inferiores. A história da evolução é simplesmente a história da maneira como os modos superiores se manifestaram nos estados inferiores.

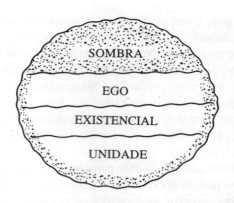

Fig. 9.2. As camadas do "espectro": a integração das cisões entre as camadas possibilita uma unidade cada vez mais profunda

O importante aqui é que o potencial para a saúde e a iluminação esteja presente o tempo todo, pois já existe dentro de nós. Nos períodos de dor e sofrimento é essencial nos concentrarmos nessa verdade. Mesmo no poço sem fundo da depressão ou na dor da doença física, o potencial para a saúde está contido dentro do nosso próprio ser. É extremamente importante percebermos essa verdade para compreender a morte e o processo de morrer. Em nossa sociedade vemos a morte como o derradeiro ato, horrível e destituído de sentido. A morte é algo de que falamos entre quatro paredes, quando chegamos a falar. Fingimos que ela é algo que só acontece aos outros, mas não a nós — pelo menos por enquanto. Temos medo de dizer aos outros que eles estão morrendo e, na verdade, evitamo-los como se a morte fosse contagiosa. Quando nos encontramos com pessoas que estão morrendo, sentimo-nos temerosos, desconfortáveis e distantes. Temos tanto medo do caráter aparentemente definitivo da morte, que tiramos essa idéia da nossa mente e fingimos que ela não existe. Mas esse grande medo é apenas uma expressão do nosso grande isolamento. Criamos esse "Eu" e depois ficamos com medo de perdê-lo. Mas não há nada a perder. Nunca tivemos isso, para começar, e nunca perdemos quem realmente somos. Simplesmente nos permitimos esquecer isso.

As tradições espirituais vêem a morte não como algo separado da vida, mas como parte de um grande ciclo, o outro lado da moeda, por assim dizer. A morte não é vista como um ponto final, mas como um novo começo. Vemos isso em todas as religiões tradicionais, e mesmo nos sistemas médicos tradicionais. A medicina tradicional sempre teve uma base filosófica e esta sempre inclui uma concepção filosófica do processo da morte. A morte, dizem, é parte inexorável da vida. As pessoas devem estar tão preparadas para morrer quanto para lidar com suas vidas. Em outras tradições existem ensinamentos que ajudam a pessoa a passar pelo processo da morte. Os familiares rituais fúnebres do cristianismo, quando perfeitamente compreendidos, são um meio para se chegar a esse fim. As filosofias orientais vêem a morte como parte de um ciclo de reencarnação ou renascimento. Passamos vezes e vezes seguidas por inúmeras vidas, até sermos libertados por uma iluminação final que, em essência, é uma profunda lembrança. Assim, considerou-se importante ajudar uma pessoa a passar por essa experiência para que a próxima nova fase ou nova vida pudesse ter uma base firme e tranqüila. Esta preparação inclui a morte num ambiente agradável, na presença de amigos e de familiares, e com a recitação ou entoamento de ensinamentos especiais para ajudar a pessoa a passar pela experiência da morte. O mais conhecido desses ensinamentos é o Livro Tibetano dos Mortos, que conduz a pessoa através dos estágios de dissolução dos elementos e do acolhimento num novo útero. Isso contrasta acentuadamente com a morte no ambiente estéril de uma ala de hospital.

Na filosofia budista tradicional, o momento da morte é considerado extremamente importante. Como a morte é tida como uma porta de entrada para uma nova vida, a qualidade da consciência da morte afeta diretamente a qualidade da consciência do primeiro momento da nova vida. Acredita-se também que ela influencia a escolha dos novos pais e a qualidade das situações de vida às quais somos conduzidos. A morte não é vista como algo a ser evitado ou temido, mas sim como alguma coisa *a ser trabalhada*. Certa vez eu estava estudando com um idoso monge budista das florestas da Birmânia. Ele era muito reverenciado em sua terra e emanava compaixão e uma profunda sabedoria. Vários de nós o acompanhávamos num retiro de cinco meses. À tarde, ele fazia longas caminhadas pelas colinas e nós o seguíamos. Apesar de ele ter 86 anos de idade, nós, que éramos mais jovens, sempre ficávamos para trás. Em seguida voltávamos para o quarto dele e nos sentávamos em silêncio ao seu lado, enquanto o Sol deixava o céu. Ele raramente falava, a não ser que alguém tivesse alguma pergunta a fazer. Certo dia, quando estávamos sentados ao cair da noite, no lusco-fusco de seu quarto, o monge levantou-se e falou com a pessoa que estava atrás de mim. Ele sorriu e disse: "Você não deve ter medo da morte. Não há nada a temer; você já morreu muitas vezes anteriormente!" A pessoa que estava atrás de mim ficou surpresa e respondeu: "Sim, tenho pensado muito em minha morte, Venerável Mestre. Mas diga-me, então; como devo encarar a questão da Morte?" O Venerável monge respondeu: "Não há nenhum problema. Você deve encarar a morte da mesma forma como encara a vida: com consciência, tranqüilidade e percepção. Se você estiver plenamente consciente, e no momento da morte compreender em profundidade a natureza transitória de todas as coisas, então você nascerá numa nova vida tendo como base a consciência e a sabedoria."

As coisas que aprendi com esse monge sempre permaneceram comigo e realmente influenciaram o meu relacionamento com a morte. Obviamente, isso também afetou o meu relacionamento com a vida e com o processo de cura. Uma revelação importante para mim foi que a vida diz respeito à qualidade e não à quantidade. O prolongamento da vida relaciona-se com a quantidade e prende-se a uma consciência ligada a um sentido de tempo. Conforme Larry Dossey observa claramente em *Space, Time and Medicine*, o conceito de fluxo de tempo linear é uma construção mental. Na medicina ortodoxa, o prolongamento da vida é de fundamental importância. De acordo com Larry Dossey, "a duração da vida não tem importância porque na natureza o tempo não flui de forma linear". Na "Nova Física" estamos vendo que o relacionamento entre coisas que ocorrem em diferentes partes do universo não depende do conceito de tempo. A qualidade do momento presente é que é importante. No budismo tradicional, o sábio não procura alcançar a longevidade (ao contrário do taoísmo popular), mas segue o Caminho das Coisas ou Tao no *Momento presente*. O resultado é a saúde em muitos níveis. Isso influenciou profundamente o meu trabalho como terapeuta da Polaridade, no qual procuro promover uma melhor qualidade de vida no presente, deixando a questão do "tempo" para uma Fonte superior.

O Dr. Stone frisou em todas as suas obras que a vida nos é dada para que possamos aprender. É apenas enfrentando a resistência da forma que as lições podem ser aprendidas. Em *Polarity Therapy* ele escreve:

> ... O aprendizado das lições através da interação com a matéria é o propósito da nossa vinda a este mundo; não é fácil fruir prazeres sem experiência e resistência. Somente podemos aprender a natureza dessas forças a partir da resistência da matéria e do impacto da energia sobre ela... A liberdade para experimentar, escolher, agir e reagir é o único modo pelo qual podemos apreciar a nós mesmos e aprender como fazem todas as crianças. Enquanto aprendermos com a vida e nos esquecermos de nós mesmos, estaremos crescendo e vivendo. Mas quando a mente se torna exigente e egoísta... quando ela deseja estabelecer suas próprias regras e condições, então ela sofre o impacto de correntes de forças cruzadas, que se opõem a seus planos e esforços.

A vida é uma grande oportunidade para aprendermos de que forma nos limitamos e nos escondemos de nós mesmos. Ela pode ser uma linda jornada em que nos soltamos e vivemos o presente. A nossa liberdade de ação nos permite explorar o nosso mundo com percepção e plena consciência. Ela nos permite descascar as diversas camadas da nossa cebola condicionada. Em *Mystic Bible*, o Dr. Stone escreveu:

> O desejo que nos atraiu tem a sua força latente no fundo da alma, que o precipita para a involução e a experiência. Somente testando os nossos desejos nos campos da energia da resistência da mente, das emoções e da matéria, é que podemos ser convencidos mentalmente, ao passo que a experiência nos convence emocionalmente e o sofrimento nos convence fisicamente. Isso completa a escala de nossos processos e habilidades mentais em nossos atos e na vida, como experiência e prova do nosso próprio desejo e da insensatez em nossa sagacidade.

Muitas tradições vêem o desejo do ego como a "causa primária" do nosso sofrimento. Todavia, é apenas neste mundo físico que podemos testar esses desejos e esperar vê-los tais como são. Tendemos a ser controlados por nossos desejos e anseios. Na vida temos a possibilidade de recuperar o controle, sem suprimi-los mas olhando dentro deles e permitindo que se vão. As nossas energias estão presas aos processos mentais, emocionais e físicos e, por isso, apenas vivenciando realmente essas energias é que podemos soltá-las e abrir-nos para a saúde e o bem-estar. A grande luta é para libertar a nós mesmos dos nossos conflitos internos e cisões interiores. Em seu livro *Energy*, o Dr. Stone escreveu:

> É importante conhecer e compreender esses processos de involução da alma para a matéria, porque todos os princípios, veículos e linhas de força mais sutis ainda estão conosco, enterrados dentro dessa forma. Essa é a razão pela qual temos tanto conflito dentro de nós mesmos e estamos constantemente procurando a nossa herança perdida, procurando nossas essências superiores e tentando descobrir a nós mesmos.
>
> A verdade ainda está no fundo do nosso ser, e os desejos externos e verdades interiores podem estar em constante conflito. Este é um conflito do Espírito. Devemos seguir a tensão superficial das coisas, a malha periférica de necessidades, desejos e aversões ou, por outro lado, devemos redescobrir a verdade que existe no âmago das coisas e, assim, resolver este conflito, essa cisão?

Em *The Atman Project*, Ken Wilber repete esse tema:

> A alma deve procurar a Unidade através das limitações do estágio atual, que ainda não é a unidade... Cada indivíduo quer apenas Atman (ou seja, juntar-se à Unidade), mas o quer em condições que impedem a sua ocorrência. E é por isso que o desejo humano é insaciável e que todas as alegrias anseiam pela infinitude — tudo o que uma pessoa quer é Atman e tudo o que ela encontra é um substitutivo simbólico disso.

Ansiamos por uma verdade e por uma Unidade mais profundas, e tudo o que conseguimos no mundo são meros reflexos dessas coisas: sexo, poder, alegrias fugazes, segurança temporária. Porém, como a verdade *está* dentro de nós, ela *pode* tornar-se disponível para nós e a cisão *pode* ser curada. Não devemos temer a vida nem fugir dela; este mundo é um lugar maravilhoso para aprendermos as lições que tanto precisamos aprender. No nível fundamental, criamos o nosso próprio mundo através de nossas crenças, julgamentos e formas condicionadas de percepção. Perdemos contato com a abertura natural das coisas, com o grande potencial que está aberto dentro de nós.

Trabalhar com o nosso sistema de energia é uma maneira maravilhosa de investigar os nossos relacionamentos condicionados. Toda criação é energia e são os nossos desequilíbrios energéticos que nos mantêm presos a padrões de desequilíbrio e de doença. Levar nossa percepção para esse fluxo — seja com trabalho corporal, dietas, exercícios ou com aconselhamento — começa a libertar as nossas energias e a aumentar a nossa vitalidade. Isso nos proporciona uma maior margem de manobra e mais espaço para explorarmos o nosso interior.

É importante, creio eu, que nos vejamos dentro do contexto do mundo à nossa volta. Não somos apenas um ego isolado, repleto de seus próprios anseios e necessidades, mas parte de uma grande interação de energias no universo como um todo. Foi por essa razão que iniciei o livro com um capítulo sobre o macrocosmo como uma expressão do nosso próprio ser interior. Krishnamurti costumava dizer: "Você é o mundo" e, na verdade, o mundo é você. Há todo um movimento, toda uma dança. As nossas energias estão em ressonância com todas as coisas à nossa volta e podemos ou sentir e estimular essa ressonância, ou então nos esconder cada vez fundo nos véus do condicionamento. Entretanto, por mais fundo que nos escondamos, por mais que nos sintamos isolados de nós mesmos e dos outros, o potencial para a mudança e para a saúde está sempre dentro de nós. Quando estamos com a mente tranqüila e o coração aberto, podemos perceber o amor universal que permeia o universo e o mantém unido. Amor, compaixão e bondade não são conceitos ou ideais, mas uma experiência viva de unicidade de todas as coisas e da nossa conexão natural com a mais profunda de todas as Fontes.

Eu gostaria de terminar citando o Dr. Stone. Segue-se um guia de estudos que, espero eu, seja útil para aqueles que desejarem estudar as obras do Dr. Stone.

A sintonização com o universo é uma idéia prática, quando aplicada e compreendida. Se o homem puder sintonizar-se com as suas energias interiores e com os recursos profundamente escondidos da própria vida, ele não será tão indefeso quanto se sente ou pensa ser.

Apêndice: Guia para o Estudo dos Escritos do Dr. Stone sobre a Terapia da Polaridade

por Franklyn Sills R.P.T.
*Diretor do The Polarity Therapy
Education Trust (UK)*
© *Franklyn Sills*

The Polarity Therapy Educational Trust oferece cursos de treinamento com duração de três anos sobre todos os aspectos da Terapia da Polaridade. Para informações, entre em contato com:

The Registrar, 11 The Lee, Allesley Park, Coventry CV5 9HY

Prefácio ao Guia de Estudos

Ao longo dos anos, muitos estudiosos da Terapia da Polaridade sofreram por causa da organização e da dificuldade de interpretação dos livros do Dr. Stone. Muitos têm considerado a organização e o estilo dos livros um enigma difícil de desvendar. O guia de estudos apresentado aqui é um resumo que, conforme espero, talvez possa ser útil para organizar o modo como o indivíduo vai abordar esses livros.

O Dr. Stone trabalhou com a "essência" da vida. Ele compreendeu as energias que estão por trás da matéria e da mente e suas interações na saúde e na doença. Ele reconheceu que as energias sutis manifestam-se em muitos níveis, desde os padrões de energia ainda mais sutis, até as energias mais grosseiras do sistema nervoso e do sistema muscular-esquelético. Ele foi muito prático quanto à aplicação desse conhecimento e trabalhou sobre o maior número possível de níveis. Os apêndices foram organizados para refletir esses níveis de exame. O Dr. Stone trabalhou intimamente com os Cinco Elementos do sistema médico ayurvédico da Índia: Éter, Ar, Fogo,

Água e Terra. Esses termos representam fases da energia que rege os diversos processos mentais, emocionais e fisiológicos do homem.

As interações entre os Cinco Elementos constituem o ponto crucial da Terapia de Polaridade. Toda teoria, toda técnica, todas as aplicações práticas devem estar relacionadas com essa compreensão. A maior parte das categorias do apêndice relacionam-se com os diversos planos de energia com que o Dr. Stone trabalhou, e os Cinco Elementos constituem os níveis mais sutis desse trabalho. Eles incluem técnicas de diagnóstico, técnicas específicas para a liberação de bloqueios nos campos de energia e técnicas para simulação e equilíbrio do fluxo de energia relacionado com cada elemento.

O sistema nervoso é o próximo nível de energia a ser trabalhado. Este é um sistema de "redução" de energia que traz para a manifestação física as manifestações mais sutis dos Cinco Elementos. Esse trabalho inclui técnicas específicas para os sistemas nervosos parassimpático, simpático e central. O trabalho com a teoria craniana e com a polaridade crânio-pélvica também faz parte desse processo. Os equilíbrios de energia manifestam-se na forma física como desequilíbrios estruturais, e o Dr. Stone desenvolveu um sistema completo constituído por um suave trabalho estrutural como fator final de restauração do equilíbrio.

Embora o aspecto mais conhecido da Terapia da Polaridade seja o toque terapêutico, são igualmente importantes os procedimentos naturopáticos, as dietas e os exercícios, todos fazendo parte integrante do sistema de cura do Dr. Stone. Dentre estes últimos, as dietas de purificação e de construção da saúde e a própria "Yoga da polaridade" destacam-se pela importância e são mencionados nos apêndices. Os procedimentos naturopáticos estão espalhados por todos os livros, e uma leitura atenta é necessária para coligir a maioria deles. O uso da beterraba como corante, a limpeza do cólon e o uso terapêutico dos metais preciosos são apenas alguns dos muitos assuntos defendidos pelo Dr. Stone. Os apêndices que seguem foram escritos na esperança de que possam ajudar os estudiosos e profissionais a encontrar um caminho por intermédio desses maravilhosos volumes. Eles estão organizados da seguinte forma:

I. Como ler o Dr. Stone: uma leitura atenta de um fragmento das obras do Dr. Stone.
II. Anatomia Sem-Fio: O sistema energético básico ou "essencial".
III. Harmônicos de Energia: os relacionamentos e reflexos básicos de energia.
IV. Teoria geral: uma relação de páginas nas quais são abordadas a teoria da energia, a cosmologia, os procedimentos naturopáticos, os procedimentos de diagnóstico e muito mais.
V. Os Cinco Elementos: referências acerca de páginas que tratam da teoria dos Cinco Elementos.
VI-X. Éter, Ar, Fogo, Água, Terra: seções individuais em que as tabelas técnicas estão organizadas de acordo com os padrões de energia com os quais estão relacionadas.
XI. Sistema Nervoso: tabelas relacionadas com os sistemas nervosos Simpático e Parassimpático.
XII. Sistema Nervoso Central: técnicas cranianas e crânio-pélvicas.

XIII. Relacionamentos Estruturais e Espinais: tabelas relacionadas com o equilíbrio espinal e estrutural.
XIV. Dietas de Nutrição e Purificação: tabelas e folhetos relacionados com a dieta e a nutrição.
XV. Exercícios de Polaridade: tabelas e folhetos relacionados com exercícios de polaridade.

I. Como Ler o Dr. Stone

Os livros do Dr. Stone foram escritos em ordem cronológica ao longo de muitos anos, e não foram organizados na forma de um guia passo a passo. Para agravar este problema, o estilo do Dr. Stone é muito denso. Há uma incrível quantidade de informações — com vastas implicações — em cada sentença e parágrafo. Se o leitor não estiver familiarizado com o princípio fundamental envolvido, muitas coisas poderão passar despercebidas ou ser mal interpretadas. No exemplo que segue, extraído de *Energy*, volume I, investigaremos alguns conceitos básicos em que se apóia o trabalho com a Terapia da Polaridade e veremos também as implicações de algumas das afirmações do Dr. Stone.

A Polaridade é a lei dos opostos em suas mais delicadas atrações entre um centro e outro. A Unidade é a fusão dessas correntes em uma Essência. A criação produz opostos através de sua força centrífuga, como um borrifo original de manifestação fluindo até os limites do cosmo e de cada unidade-padrão... Os centros de energia são fundamentais para a criação e para a geração das formas. É essencial que a energia esteja concentrada e que trabalhe de acordo com padrões e projetos definidos; caso contrário, ocorrerá a exaustão.

Numa forma muito condensada, acham-se aqui os princípios básicos do movimento de polaridade, da natureza cíclica da vida e, na verdade, do grande plano do cosmo. Analisemos atentamente essas sentenças e vejamos as suas implicações.

A Polaridade é a lei dos opostos em suas mais delicadas atrações entre um centro e outro. A Unidade é a fusão dessas correntes em uma essência.

O Dr. Stone está apresentando uma lei universal, a Lei da Polaridade. O movimento de opostos está implícito em toda manifestação. Para haver vida e movimento, as polaridades devem estar ativas. O movimento da temperatura, da eletricidade e da energia nuclear são apenas algumas das manifestações dos relacionamentos de polaridade. Num nível mais profundo, essa lei rege o movimento das energias mais sutis em "suas mais delicadas atrações entre um centro e outro". A energia tem de surgir de um centro, da mesma forma como a eletricidade tem de surgir de uma usina geradora. E a energia que surge num centro, mais cedo ou mais tarde deverá retornar a ele. Mais uma vez, para que a eletricidade seja gerada, é preciso que se forme um circuito completo que vai da usina geradora ao usuário e retorne à fonte. Para que esse movimento ocorra é preciso haver um relacionamento de polaridade. Assim, uma carga elétrica somente se move quando há um relacionamento polar positivonegativo. É preciso também que haja um campo neutro por onde a energia possa se deslocar. Um fio de cobre, por exemplo, é um campo neutro que transmite a corrente produzida pela fonte. O movimento de energia em todas as suas formas manifestas tem sido chamado de "Princípio da Polaridade". Em outras palavras, ele diz que a energia deve surgir a partir de um centro, passar por um campo neutro através de um relacionamento de polaridade e, eventualmente, retornar à sua fonte original.

Quando o Dr. Stone escreve sobre o movimento de polaridade "entre um centro e outro", ele está falando sobre o grande plano do universo! Para que a manifestação física ocorra, a energia deve passar dos centros mais sutis para os mais grosseiros. A intensa energia dos centros sutis deve ser "reduzida", fenômeno muito semelhante ao que acontece num transformador, onde a intensidade da corrente elétrica é reduzida a voltagens mais baixas. As culturas tradicionais têm usado diversos nomes para designar o "centro primordial" ou causa primária como, por exemplo: Tao, Ente Supremo, Brahma, Purusha — para mencionar apenas alguns. A partir desse centro primordial ocorrem várias fases de redução de energia em que as polaridades são puxadas — "em suas mais delicadas atrações" — para centros de energia menos intensa, onde as energias vibracionais superiores são transformadas em formas mais grosseiras. Depois de numerosos estágios, a energia finalmente "condensa-se" em forma física. Ao se juntarem em cada centro, as energias fundem-se numa Essência neutra. Esta unidade ocorre em cada centro. Lembrando que as energias que saem de um centro devem mais cedo ou mais tarde retornar a ele, agora temos a possibilidade de nos fundirmos em total unidade com a própria Fonte Primordial. Esta tem sido a base de muitas filosofias e religiões tradicionais, a base da experiência mística, daquilo que tem sido chamado de iluminação. Esta fase de retorno de energia foi chamada pelo Dr. Stone de fase evolutiva.

A criação produz opostos através de sua força centrífuga, como um borrifo original de manifestação fluindo até os limites do cosmo e de cada unidade padrão.

Conforme dissemos, as polaridades têm de surgir de uma fonte — que tem sido considerada a inteligência criativa contida no âmago da própria existência. O movimento de polaridade ocorre por meio de uma ação centrífuga, positiva e expansiva, que empurra os pares de opostos da fonte para a manifestação. Isto, nas culturas orientais, tem sido chamado de "Mudança Primordial". Os chineses falam em relacionamentos de polaridade yin e yang. Os indianos falam nas três Gunas: sattvas, rajas e tamas — as fases neutra, positiva e negativa do movimento de polaridade. Esse "borrifo original de manifestação" flui "para além dos limites do cosmo", através de diversas fases de redução, e torna-se mais grosseiro em cada uma das fases sucessivas. No final, a energia torna-se tão grosseira que se condensa na forma física. Para descrever isso, o Dr. Stone também usou a analogia da "tensão superficial". A energia afasta-se da Fonte até que o impulso que a impelia alcance um "ponto de exaustão". Isso pode ser visualizado como uma vasta esfera que se expande para longe da fonte, em todas as direções. No ponto de exaustão o fluxo de energia perdeu o impulso, tornou-se mais grosseiro e foi criada uma tensão superficial. É na periferia da esfera, na tensão superficial, que a energia se condensa em forma física. Isso acontece no limite da força centrífuga que deu origem ao relacionamento de polaridade ou "unidade-padrão". Cada "unidade-padrão" é uma expressão de um relacionamento de polaridade e está limitada pela natureza do impulso original, a partir da fonte. A natureza de um relacionamento de polaridade é "padronizada" dentro da fonte e, assim, foi chamada pelo Dr. Stone de uma "unidade-padrão".

Os centros de energia são fundamentais para a criação e para a geração das formas. É essencial que a energia esteja concentrada e que trabalhe de acordo com padrões e projetos definidos; caso contrário, ocorrerá a exaustão.

Conforme temos visto, a energia deve brotar de um centro ou fonte. A forma nada mais é do que uma manifestação da energia que surge a partir da fonte. Os antigos chineses costumavam dizer que a forma está na periferia da realidade, em cujo âmago está o Tao. A manifestação externa é apenas uma expressão grosseira dessa verdade interior. Sem um "centro de energia" ou fonte, nada existiria. Como vimos, portanto, após surgir a partir da fonte, a energia se concentra na periferia da manifestação e, nesse local, ela se manifesta de acordo com "padrões definidos". Alto e baixo, quente e frio, positivo e negativo se manifestam de acordo com esses padrões, os quais são inerentes à própria fonte. Essa concentração de energia na forma física é necessária como um eixo crucial, onde a fase expansiva da energia é concentrada e detida, numa preparação para a fase contrativa de retorno. Aquilo que foi empurrado para fora, a partir da fonte, pode agora ser puxado para dentro. Se essa concentração de energia na região periférica não ocorrer, então essas energias — como ondulações na superfície de um lago — consomem-se numa dissipação cada vez maior. Assim, a forma física situa-se no limite extremo da fase expansiva ou centrífuga do movimento de energia. Ela se localiza na "tensão superficial" da bolha cósmica. A partir daí passa a ser possível um retorno para a fonte. Conforme disse o Dr. Stone, "o primeiro torna-se o último e o último torna-se o primeiro". A forma física é a fase necessária desse processo e é de fundamental importância, como um "trampolim para toda a prática espiritual".

A compreensão dos centros e do fluxo de energia constitui uma base importante para o entendimento do fluxo de energia sutil no corpo. O fluxo de energia no corpo segue os mesmos padrões vigentes no universo como um todo. Somos na verdade um microcosmo que reflete uma verdade maior universal.

II. Anatomia Sem-Fio

No âmago da Terapia da Polaridade está o sistema de energia sutil com o qual ela opera. O Dr. Stone usava o antigo modelo indiano de energia, com a sua profunda compreensão da dinâmica mente-corpo. O sistema indiano assemelha-se a outras tradições existentes pelo mundo; os tibetanos, chineses, egípcios e gregos também tinham uma visão semelhante. Essa era uma interpretação que via o homem não como uma entidade separada do universo à sua volta, mas como uma expressão do todo, um microcosmo numa vasta dança macrocósmica. Nesta maneira de ver o mundo, o homem e a natureza, Deus e os ciclos naturais não são sistemas ou domínios separados, mas movimentos que integram um vasto padrão de energia. Além do mais, cada parte do sistema, num admirável paradoxo, contém o todo. O todo está dentro da parte — o que é muito semelhante ao que acontece em todas as células do corpo humano, onde se acham contidas todas as informações necessárias para a produção de um ser completo. O Dr. Stone expressou isso com uma lei universal: "Assim como em cima, também embaixo."

A formação do sistema de energia sutil ou anatomia sem-fio do homem reflete o movimento de energia do universo como um todo. Em seu âmago dá-se a atividade da consciência ou percepção, que constitui uma expressão da própria fonte. Esse tipo de consciência tem sido chamado por muitos nomes tradicionais. No Ocidente, ele é mais conhecido como alma, uma expressão singular do todo dentro de cada criatura viva. A anatomia sem-fio do homem, por sua vez, é uma expressão dessa atividade cósmica. Consultando o Diagrama 2, do Volume II, de *Wireless Anatomy*, vemos como se relacionam os seis centros de energia. O Dr. Stone batizou os centros de acordo com o tipo de energia que deles emana. Esses termos são os tradicionais Cinco Elementos, das medicinas indiana e tibetana e das filosofias budista e grega. São eles o Éter, o Ar, o Fogo, a Água e a Terra. Iremos apreciá-los com mais detalhes mais adiante, neste apêndice.

O primeiro centro de energia formado no corpo físico localiza-se na testa. Esse centro foi formado quando, em sua viagem desde a fonte primordial, a energia tornou-se mais grosseira e condensou-se num novo centro de energia, agora físico. O Centro da Testa está localizado entre os olhos. A partir daí, por meio de três correntes energéticas, ocorre uma série de fases de redução que constituem mais cinco centros de energia, os quais tradicionalmente são chamados de chakras. As três correntes que energizam e fazem a ligação entre os seis chakras são: *pingala*, a corrente espiral carregada positivamente; *ida*, uma corrente espiral de carga negativa; e a *sushumna*, uma corrente vertical neutra. As correntes pingala e ida descem em espiral por ambos os lados da espinha e formam os chakras nos pontos em que se cruzam. A sushumna é uma corrente neutra que flui pela espinha; ela é o âmago neutro que faz a ligação entre os centros. Conforme a energia desce em espiral, passando pelos diversos centros, a qualidade da energia de cada centro torna-se menos intensa, mais grosseira e menos consciente. A esfera de influência de cada chakra torna-se mais grosseira e mais contraída em cada fase de redução. Os chakras situados abaixo do Centro da Testa são batizados com os nomes dos Cinco Elementos da medicina ayurvédica. São eles: o Centro do Éter, na garganta; o Centro do Ar, no peito; o Centro do Fogo, no umbigo; o Centro da Água, na bacia; e o Centro da Terra, na região anal. Podemos ver esses centros e correntes representados no Diagrama 2, Volume II, de *Wireless Anatomy*. No Diagrama 2, Volume I, de *Energy*, podemos ver os relacionamentos anatômicos desses centros.

Em cada centro de energia ou chakra surge um campo de energia que o Dr. Stone chamou de "campos ovais". Eles são vistos no Diagrama 1, Volume II, e no Diagrama 6, Volume III. Para que a energia se mova é preciso haver um campo que dê sustentação a esse movimento. Esses campos ovais pulsáveis proporcionam um meio que permite o movimento de outros padrões de energia através deles. Embora existam seis chakras (o sétimo ou chakra da "coroa" não é realmente um centro pulsátil de energia mas, antes, um centro de iluminação em potencial), há somente cinco campos ovais. Isso acontece porque os dois últimos chakras apresentam vibrações e intensidades tão baixas que somente conseguem manter entre eles um campo oval.

As ovais são batizadas de acordo com a qualidade dominante do movimento que passa por elas. O campo oval situado em torno do chakra do Fogo, por exemplo, é chamado de oval da Terra, por causa do movimento e do processamento dos alimentos e fezes nessa área.

Para completar o sistema de energia do "âmago", existem três correntes que surgem do sistema de chakras. Essas três correntes refletem os três pólos do movimento de polaridade. Existe a corrente linear "aérea", a corrente Leste-Oeste ou transversa, vista nas Séries de Energia Evolutiva (25 diagramas), Diagramas 2 e 3, e as correntes negativas "Aquosas", chamadas de correntes de Linha Longa, e que podem ser vistas nos Diagramas 3, 5, 6, 7 e 8, Volume II. A corrente Leste-Oeste surge das extremidades superior e inferior da sushumna neutra e espirala-se transversalmente em torno do corpo, tendo as funções de intercomunicação e de ligação. A corrente espiral do Fogo surge do Centro do Fogo, no umbigo, e espirala-se verticalmente para englobar todo o sistema de energia. Ela fornece energia para a produção de calor, movimento, e para a distribuição da vitalidade interna. Por fim, as Correntes de Linha Longa emanam individualmente a partir de cada centro. Cada corrente de Linha Longa apresenta uma energia do tipo mais semelhante ao de seu centro. Assim, a corrente que emana do chakra da Água é chamada de corrente da Água. Elas se expandem para fora, a partir de cada chakra, e pulsam em faixas verticais em volta do corpo. Sua função é regular e monitorizar a fisiologia do corpo e, através dos cinco sentidos, ligar o interior ao exterior. Os seguintes diagramas cobrem a Anatomia Sem-Fio do Homem.

Volume	Diagrama/página	Conteúdo
Vol. I	Diag. 2, p. 44	Localização Anatômica dos Chakras
Vol. II	Diag. 1, p. 8	Chakras e campos ovais
	Diag. 2, p. 9	Chakras e correntes centrais
	Diag. 3, p. 10	Diagrama Composto
	Diags. 5, 6, 7 e 8, pp. 12-15	Correntes de Linha Longa
	Diag. 7, p. 14	Correntes Leste-Oeste
Vol. III	Diag. 6, p. 50	Relacionamentos dos Campos Ovais
Vol. V	Diag. 3, p. 32	Correntes de Linha Longa
Vol. V	Diag. 8, p. 51	Relacionamentos de Campos Ovais
SEE (25 diagramas)	Diag. 1	Correntes de Linha Longa
	Diags. 2, 3	Correntes do Fogo

Os diagramas que tratam de padrões específicos de energia para os Cinco Elementos estão relacionados abaixo, juntamente com cada elemento.

III. Reflexos e Harmônicos de Energia

Conforme temos visto, vivemos num universo ordenado. A energia flui em fases e padrões ordenados e os padrões de energia do universo são determinados pelo centro de energia, do qual eles emanam. Esses padrões são ordenados e mutuamente interdependentes.

As energias sutis do corpo não constituem exceção a esta regra. Em virtude do impetuoso e ordenado movimento de energia que desce do Centro da Testa, e ao movimento dos vários padrões de energia provenientes de cada chakra, forma-se um complexo entremesclamento de energias. Essa rede de energias interpenetrantes forma um "padrão de interferência" subjacente à forma física. Isto pode ser comparado a um holograma — cuja existência tenha por base um padrão de interferência criado pelo cruzamento dos campos de energia com ele relacionados. É o fluxo aberto e equilibrado desses padrões que mantém a integridade do holograma. Da mesma forma, é o fluxo aberto e equilibrado dos diversos padrões de energia do corpo que mantém a integridade e a saúde do indivíduo.

Quando esses padrões se cruzam e se interpenetram, são estabelecidos complexos harmônicos e reflexos. Um harmônico é um relacionamento em que as qualidades de energia vão entrar em ressonância umas com as outras. Se você tocar a tecla "Dó médio" de um piano, todos os outros "Dós" também vão vibrar. Desse modo, as qualidades de energia semelhante de um determinado campo vão "ressonar" harmonicamente umas com as outras. Esse entremesclamento de energias estabelece no corpo uma série de reflexos que estão em ressonância harmônica uns com os outros. O Dr. Stone falava constantemente das tríades e dos relacionamentos trinos de um padrão de energia. Em seus relacionamentos, a energia flui dos pólos positivo, neutro e negativo, e este fluxo estabelece relacionamentos com os pólos positivo, neutro e negativo do corpo. Em situações de bloqueio e desequilíbrio energético, todos os três aspectos dos relacionamentos de energia devem ser levados em conta. Eles são o "harmônico" desse fluxo energético específico. Um desequilíbrio num "pólo" de um relacionamento terá repercussões em todos os seus relacionamentos harmônicos. O Diagrama 4, Volume II, apresenta-os como harmônicos gerais da zona de polaridade. Isso torna-se mais complexo quando o terapeuta começa a lidar com os harmônicos dos cinco elementos e com os seus relacionamentos. São os seguintes os diagramas gerais dos harmônicos e reflexos de energia:

Os diagramas do Apêndice II, acima, apresentam os padrões da "energia do âmago".

Volume	Diagrama/página	Conteúdo
Vol. II	Diag. 4, p. 11	Harmônicos das Zonas de Polaridade
	Diag. 17, p. 24	Reflexos da membrana interdigital e do tornozelo
	Diag. 33, p. 40	Reflexos do tornozelo e das articulações
	pp. 62-71	Teoria geral, incluindo os tipos de toques
Vol. III	Diag. 3, pp. 37-44	Diagnóstico de áreas reflexas
	Diags. 4, 5, pp. 45-49	Reflexos laterais
Vol. V	Diags. 4, 5 pp. 35-42	Reflexos das mãos e dos pés

	Diag. 7, pp. 48-50	Diagnóstico da face
	Diag. 8, pp. 51-55	Diagnóstico de relacionamentos dos campos ovais
SEE	Diags. 5, 6	Áreas reflexas horizontais
SEE	Diag. 21	Diagnóstico pela língua

IV. Teoria Geral

Os livros do Dr. Stone merecem e precisam de uma leitura atenta. Um princípio apresentado num parágrafo pode ser elucidado ou exemplificado numa seção aparentemente não relacionada com ele. Um parágrafo de um livro poderá ser expandido num outro livro. As referências apresentadas a seguir representam uma mistura de teoria geral, cosmologia, práticas naturopáticas, procedimentos de diagnóstico e muito mais. Cabe ao estudioso inquiridor ler cuidadosamente e fazer um cotejo entre esses trechos. Eles estão relacionados aqui como um guia para facilitar a realização dessa tarefa.

Volume	Diagrama/página	Sumário do Conteúdo
Vol. I	pp. 2-43	Teoria da energia; energia na saúde e na doença; teoria dos Cinco Elementos; introdução à nutrição; métodos naturopáticos; inter-relacionamento mente-corpo; caduceu; teoria da concepção.
Vol. II	Diag. 3, pp. 46-47 pp. 54-75	Teoria da Tríade da Polaridade Relacionamento mente-matéria, função da mente, prana, hipnose, dor, psicologia, relacionamentos centrífugo-centrípeto, estados crônicos *versus* estados agudos, métodos naturopáticos.
Apêndice do Vol. I	pp. 90-93	Progresso da alma, condicionamento.
	pp. 1-8	Correntes de energia, Cinco Elementos
	pp. 17-28	Uso de ouro e prata; relacionamentos do corpo, uso de proporção na terapia da polaridade, febre, resposta ao tratamento, ciclos de nutrição
Vol. II	pp. 1-4	Princípios gerais, sumário de princípios
Vol. II	Diag. 12, p. 19 Diags. 14-16, pp. 21-23	Árvore da vida Relacionamentos e reflexos dos músculos
Vol. III	pp. 1-26	Princípio da polaridade, limitações da matéria, padrões tríduos de polaridade, os três corpos do homem, relacio-

193

		namentos de polaridade no corpo, mente e matéria, ciclos involutivo-evolutivo de energia, esquemas mentais e o campo de energia, teoria dos cinco elementos, desequilíbrio estrutural, plexo braquial, saúde e doença, sumário de princípios.
	Diag. 1, pp. 26-30	O caduceu, teoria da energia, princípio da polaridade
	Diag. 2., pp. 31-36	Padrões da Força da Vida, circuito vital do coração, leitura do pulso, o corpo como o resultado final de um desequilíbrio, princípios da saúde e da doença
	Diag. 3, pp. 37-44	Áreas de diagnóstico, relacionamentos de polaridade, procedimentos de diagnóstico, tratamento em estados crônicos ou agudos, princípios da polaridade
Vol. V	Diag. 1, pp. 1-14	Vitalidade e energia, a "Chama Vital", involução-evolução, equilíbrio vital para a saúde, concepção e nascimento, sistemas corporais e os elementos, Alma e Mente, o inconsciente e a psiquiatria, hipnose, fé.
SEE	p. 79	Respostas dos clientes
	pp. 96-97	Febre
	pp. 98-105	Uso de metais preciosos na cura
	Diag. 10	Chakras
	Diag. 11	Regiões espirituais
	Diag. 16	Padrões primordiais de energia

Folhetos	Conteúdo/Sumário
"A Brief Explanation of the Emerald Tablet of Hermes"	Explicação de uma fórmula alquímica
"Polarity Therapy Principles and Practice"	Princípios gerais, princípios de tratamento, hipotensão *vs.* hipertensão
"Energy Tracing Notes"	Teoria geral

V. Os Cinco Elementos

A Terapia da Polaridade, tal como é praticada pelo Dr. Stone, baseia-se numa profunda compreensão teórica e prática dos Cinco Elementos. O Dr. Stone usava como modelo o sistema ayurvédico dos elementos. Ele descobriu nesse modelo um claro conhecimento das ramificações físicas e psicológicas das energias desequilibradas e uma clara apresentação das energias subjacentes envolvidas. Os Cinco Elementos são nomes dados aos tipos de energia que surgem dos diferentes centros/chakra. Na origem desses processos estão o tipo de consciência e o tipo de padrão de comportamento de um indivíduo.

O movimento geral de energia, tanto no homem quanto no cosmo, é regido pelas três Gunas. Elas assemelham-se muito ao conceito chinês de Yin e Yang. As Gunas são princípios do movimento de energia através de seus pólos: Sattvas, a fase neutra; Rajas, a fase positiva; e Tamas, a fase negativa. Conforme temos visto, toda energia deve passar por essas fases. As Gunas, como princípios de movimento de energia, delineiam esse fluxo. Os Cinco Elementos, como expressões da qualidade desse movimento, definem a sua progressão.

Os Cinco Elementos delineiam a qualidade, os padrões de energia e a esfera de influência de cada centro chakra. Cada elemento representa uma fase de energia e de consciência. Eles definem uma "esfera" de padrões de energia e de funções que surgem a partir de cada/chakra. Em cada fase de redução existem diferenças correspondentes na qualidade e intensidade de cada esfera de energia. O primeiro centro, o Centro do Éter, é o mais sutil; o último, o Centro da Terra, é o mais grosseiro. Todas as cinco qualidades de energia são encontradas em todas as partes do corpo, mas cada uma predomina em sua própria esfera de atividade psicológica e fisiológica. Quanto mais baixo o centro/chakra, mais restrita a qualidade da consciência e mais grosseira a qualidade de vibração da energia. O Centro da Testa é o mais expansivo e tem potencial para uma percepção global do universo. O Centro da Terra é o menos consciente, o mais contraído, e lida com um limitado domínio de expressão.

A progressão dos Elementos pode ser vista como um ciclo em que uma fase motora, expansiva e centrífuga flui do Éter para a Terra, e uma fase sensorial, contrativa e centrípeta flui da Terra para o Éter. Podem ocorrer bloqueios de energia em qualquer fase desse movimento cíclico e isso pode ser visto em termos muito práticos. Se tomarmos a construção de uma casa, teremos a fase Éter, do "campo de necessidade" de uma nova casa; a fase Ar, de reflexão e planejamento; a fase Fogo, do dispêndio de energia com a sua criação, a fase Água, da adaptação das idéias aos detalhes práticos da construção; e a fase Terra, correspondente ao acabamento. O ciclo retorna para o Éter quando nos mudamos para a nova casa e temos um novo "campo" para a vida familiar. Assim como podemos ficar atolados em quaisquer dessas fases, sem que o ciclo chegue a se completar, o mesmo acontece no corpo. Através dos processos de pensamento e emoção podemos ficar bloqueados e desequilibrados em qualquer fase de energia e em qualquer qualidade de consciência. Esse bloqueio vai impedir que o ciclo de energia se complete e resultará em desequilíbrios e doenças. A saúde é o desbloqueio desses relacionamentos de energia e esse processo é a base da Terapia da Polaridade. Segue-se uma relação de páginas onde existem referências à teoria dos Cinco Elementos. Deve-se deixar claro, porém, que aspectos dessa teoria aparecem como um fio contínuo que passa por todos os escritos do Dr. Stone, sendo encontradas referências a esse tema em todos os seus livros.

Volume	Diagrama/página
Vol. I	Diags. 4, 5, pp. 48-53, 64-5
Vol. I	Diag. 6, pp. 76-7
Apêndice Vol. I	pp. 9-11
Vol. III	pp. 32-3
Vol. III	Diag. 6, pp. 50-3

Private Notes for Students of Polarity Therapy Conventions (Pentamirus Relationships). Anotações Particulares para os Estudiosos das Convenções da Terapia da Polaridade (Relacionamento Pentâmeros).

VI-X Apêndices dos Cinco Elementos

Segue uma relação dos diagramas fundamentais que tratam da aplicação prática da técnica relacionada com os Cinco Elementos. Cada elemento tem vários padrões energéticos e harmônicos de energia que surgem a partir dos centros/chakras. Esses padrões de energia formam no corpo relacionamentos que podem ser usados terapeuticamente. No momento da concepção surgem padrões de energia que estabelecem relacionamentos de polaridade para cada elemento. O Dr. Stone chamou esses relacionamentos de "Tríades" porque eles relacionam cada elemento com os seus pólos positivo, neutro e negativo no corpo. As técnicas têm o propósito de abrir, estimular e equilibrar as qualidades da energia que passam através de cada tríade. Trata-se de um complexo entremesclamento de energias elementares e o terapeuta da Polaridade tem de conhecer os vários padrões de energia de cada elemento para que o tratamento seja realmente eficaz. (Veja o Volume I, *Energy*, Diagramas 4 e 5.)

VI. Éter

O elemento Éter é a base ou campo a partir do qual surgem os outros elementos. O Dr. Stone referiu-se a ele como "o rio do qual surgem os outros quatro rios". O Éter é um elemento básico, um campo unificado que cria espaço sutil para o movimento dos outros elementos. Sua qualidade básica é a imobilidade, a harmonia e o equilíbrio. Ele é o elemento cuja natureza está mais próxima do centro neutro da Fonte e é o campo neutro para a manifestação do complexo mente-corpo. Ele não tem nenhuma tríade de relacionamentos no corpo, pois é o campo neutro de onde surgem os outros elementos ativos. As tríades são relacionamentos do movimento de energia. O Éter é o atributo da imobilidade que existe no âmago do seu movimento. Seu centro/chakra está localizado na garganta e se manifesta no campo neutro do pescoço.

O Centro do Éter, no pescoço, é um local de interconexão e comunicação. Trata-se de uma área que se relaciona com todos os outros elementos e que comumente está congestionada e bloqueada. Existem diversas técnicas para desbloquear essa área e relacioná-la com outros elementos. No pescoço existem os reflexos do diafragma e da omoplata, relacionados com o Ar; os reflexos digestivos, relacionados com o Fogo; os reflexos pélvico e perineal, relacionados com a Água; e os reflexos do cólon, relacionados com a Terra. Os bloqueios existentes no pescoço podem ainda estar relacionados com desequilíbrios estruturais na bacia e na espinha, os quais também devem ser resolvidos no decorrer do tratamento.

O elemento Éter rege as emoções em geral e combina-se com os outros elementos para criar os diversos tipos de emoções. Ele rege a emoção específica do pesar. Aqueles que realmente sofreram sabem que o pescoço e a garganta devem estar abertos para que a dor possa fluir livremente. O atributo do movimento regido por ele é um relacionamento combinado Éter-Ar chamado "alongamento". O Éter permite a expansão das outras qualidades da energia através do seu espaço, e o Ar rege a qualidade geral desse movimento. O Éter rege a audição, o mais sutil de todos os sentidos. Numa combinação com o Fogo, o Éter rege o sono; com a Água, ele se manifesta na forma de saliva, e com a Terra, sua expressão é vista nos pêlos do corpo.

Os tratamentos aplicados ao Éter destinam-se a permitir que o paciente entre em contato com o seu âmago neutro e, de modo geral, para produzir tranqüilidade e equilíbrio. Suaves tratamentos satívicos podem ser extremamente poderosos porque o toque satívico entrará em ressonância com todos os centros neutros. A seguir são apresentadas referências relativas aos diagramas fundamentais, onde são abordadas as aplicações práticas das técnicas do Éter.

Volume	Diagrama/página	Conteúdo
Apêndice Vol. I	p. 15	Liberação do pescoço
Vol. II	Diags. 39-42, pp. 46-9	Liberação do pescoço
Vol. II	Diag. 33, p. 46	Relacionamentos das articulações neutras
Vol. II	Diag. 41, p. 48	Fig. 1, liberação do pescoço
Apêndice Vol. II	Diag. 59	Relacionamentos das articulações neutras

Veja também o Apêndice sobre Terapia Craniana

VII. Ar

O elemento Ar é a primeira fase de redução a partir do Éter, a primeira qualidade de energia que se manifesta desde o campo etérico neutro. O elemento Ar está focalizado no centro do coração e rege as qualidades do desejo consciente. O potencial positivo desse tipo de energia está no desejo pela liberação e por um retorno à fonte. Sua expressão no mundo é vista na verdadeira compaixão, num amor abrangente que não está ligado ao ego e que realmente compreende as causas do sofrimento. O elemento Ar também rege a atividade mental e o pensamento. Uma pessoa que se perde em pensamentos e não realiza suas idéias e planos está presa ao domínio do Ar. A pessoa poderá parecer sonhadora ou talvez ansiosa, dispersa e indecisa. O atributo emocional regido pelo Ar pode ser bloqueado por um fechamento físico da área do coração, que se manifesta como uma contração crônica do diafragma, tensão nos ombros e congestão da caixa torácica.

O elemento Ar rege o movimento em geral e combina-se com outros elementos para criar vários atributos do movimento. A expressão do Ar no mundo é a velocidade e o movimento. É a congestão do fluxo desse atributo da energia que precede a rigidez nos processos físicos e mentais, e uma pessoa rígida talvez não consiga fluir juntamente com novas idéias ou investigações. Da mesma forma, um desequilíbrio no elemento Ar poderá estar relacionado com o surgimento de articulações rígidas e inflamadas. O elemento Ar rege os pulmões, a respiração, os rins, as supra-renais, as glândulas internas, o sistema nervoso e, juntamente com a Terra, o cólon. Em combinação com o Fogo, ele rege a sede; com a Água, manifesta-se na forma de suor; e, com a Terra, sua expressão é vista na pele. Pele seca, sudação excessiva e sede acima do normal podem indicar um desequilíbrio do Ar.

A tríade de relacionamento para o elemento Ar relaciona as áreas do peito e do ombro com os rins, o cólon, as coxas e os tornozelos. Surgem dois relacionamentos tríduos, um ligado às costas e outro à parte anterior do corpo.

$$\underset{\text{ombros}}{\oplus} \qquad \underset{\substack{\text{rins} \\ \text{supra-renais}}}{\phi} \qquad \underset{\text{tornozelos}}{\theta}$$

$$\underset{\text{peito/pulmões}}{\oplus} \qquad \underset{\text{cólon}}{\phi} \qquad \underset{\text{panturrilhas}}{\theta}$$

Existem muitas técnicas que atuam no sentido de equilibrar esses relacionamentos e reflexos energéticos, e os diagramas básicos acham-se relacionados abaixo.

Volume	Diagrama/página	Conteúdo
Equilíbrio Geral		
Vol. I	Diags. 6,7, pp. 76-80	Liberação geral e equilíbrio dos relacionamentos Ar-Água
Vol. II	Diags. 28, 29, pp. 35,36	Equilíbrio dos relacionamentos Ar-Água, relacionamentos do diafragma
Vol. IV	pp. 30-44	Seqüência do coração, séries gerais para o equilíbrio energético do coração
Vol. IV	Diag. 13, pp. 49-52	Fig. 2, equilíbrio Ar-Água e liberação respiratória
Polo Positivo		
Vol. II	Diag. 36, p. 43	Elevação das omoplatas
Vol. II	Diag. 41, p. 48	Liberação torácica
Vol. II	Diag. 45, p. 54	Liberação dos ombros e do tórax
Vol. II	Diag. 46, p. 55	Liberação da escápula
Vol. II	Diag. 49, p. 58	Liberação do pescoço/occipício (liberação gasosa)
Apêndice Vol. II	Diag. 57, p. 78	Liberação dos ombros/peito (também relacionada com os reflexos digestivos)
Vol. IV	Diag. 7, p. 35	Liberação das omoplatas e do pescoço
Vol. IV	Diag. 13, pp. 49-52,	Fig. 1. Liberação respiratória através do fluido cerebrospinal

Pólos Neutro e Negativo

Vol. IV	Diag. 8, pp. 37-8	Do diafragma (neutro) aos ombros (positivos)
Vol. III	pp. 90-102	Seqüência da Liberação Gasosa, do cólon (neutro) aos reflexos do pólo positivo
Apêndice Vol. II	Diags. 60, 61, pp. 81-2	Do cólon (neutro) aos pólos negativos (panturrilhas)
Vol. V	Diag. 13, pp. 80-1	Equilíbrio Vital do cólon, pescoço (positivo), cólon (neutro), panturrilhas (negativo)
Vol. V	Diag. 11, pp. 71-2	Equilíbrio Vital dos Rins, ombros (positivo), rins (neutro), tornozelos (negativo)

VIII. Fogo

O elemento Fogo é a segunda etapa de redução a partir do Éter. Ele é a fase rajásica e impulsiva da energia, que é a força propulsora que está por trás das funções corporais. O Ar rege o movimento e o Fogo rege a direção desse movimento. Ele é a força vital propulsora do sistema de energia do corpo. O Fogo fornece calor e seu centro umbilical é o reservatório das energias vitais.

O elemento Fogo rege o intelecto. Expressões coloquiais tais como "um intelecto ardente", ou "agilidade mental", expressam esta qualidade do elemento Fogo. O Fogo também rege os atributos emocionais da raiva e do ressentimento. Ele pode ser direcionado construtivamente para a defesa decidida dos seus interesses, para a lucidez intelectual e para o perdão. Uma pessoa que hesita em deixar fluir o seu Fogo no mundo talvez encontre dificuldade para ter as suas necessidades atendidas e poderá direcionar o seu Fogo para um fervilhante ressentimento, ou então desligar-se completamente dos sentimentos relacionados com o Fogo e internalizá-los como insegurança, auto-reprovação, depressão e um sentimento de impotência. Uma pessoa que usa o Fogo de maneira desequilibrada poderá ter propensão para acumular cada vez mais poder e para ser manipuladora e física ou emocionalmente violenta. Uma pessoa cujo Fogo seja forte e equilibrado teria boas reservas de energia vital, idéias e propósitos claros, e um intelecto perspicaz, dotado da capacidade de compreender coisas confusas e desordenadas.

O Fogo rege a visão e a qualidade da percepção. Em combinação com o Ar, ele produz tremor; com a Água, manifesta-se na forma de urina, e com a Terra, sua manifestação é vista nos vasos sanguíneos. Ele rege a fome e a digestão e o seu equilíbrio é necessário para o controle da temperatura interna, para o equilíbrio metabólico e, juntamente com a Água, para uma poderosa capacidade de autocura. O Fogo rege o sistema digestivo e provê os campos grosseiros e sutis para a produção e disseminação do calor e da energia vital.

Uma pessoa com um desequilíbrio no Fogo poderá ter problemas digestivos e má circulação. Poderá haver períodos do dia em que ela sente preguiça, fica com os olhos cansados e tem o seu nível de energia reduzido.

A tríade de relacionamentos para o elemento Fogo em geral relaciona os olhos e a cabeça com o plexo solar e as coxas.

⊕   φ   Θ
olhos   plexo solar   coxas
campo oval ígneo   região do umbigo
da cabeça

Os seguintes diagramas delineiam as técnicas básicas que funcionam com cada pólo e que também estimulam o equilíbrio e dispersam o Fogo através de seus vários padrões.

Volume	Diagrama/página	Conteúdo
Pólo Positivo		
Apêndice Vol. II	Diag. 58, p. 79	Simulação do Fogo através dos reflexos dos ouvidos (no pólo positivo também são usadas outras técnicas que recorrem aos reflexos do occipício e das sobrancelhas)
Pólo Neutro		
Vol. II	Diag. 20, p. 27	Liberação da área abdominal
Vol. III	Diag. 9, Fig. 3, p. 60	Liberação do umbigo até a parte interna da coxa
Vol. V	p. 82	Polarização através do centro do Fogo
Pólo Negativo		
Vol. II	Diag. 32, p. 39	Liberação da coxa e de seus reflexos
Vol. III	Diag. 9, Fig. 1, p. 60	Liberação da parte interna da coxa
Vol. III	Diag. 19, p. 85	Liberações da coxa e do umbigo
Seqüências		
Vol. III	Diags. 7, 8, pp. 54-9	Estimulação e equilíbrio dos elementos Fogo através do Princípio da Corrente do Fogo
Vol. IV	pp. 30-41	Seqüência de energia do coração equilibrando os padrões de energia do coração; liberações do Fogo e do Ar
SEE	Diag. 4	Técnicas de dispersão do Fogo
SEE	Diag. 18	Padrões de dispersão do Fogo

IX. Água

O elemento Água é a próxima etapa de redução depois do Fogo. Nessa esfera de energia, o movimento a partir da fonte tornou-se mais grosseiro e a natureza de sua percepção ficou menos consciente. Assim, o domínio das energias da Água é o domínio das emoções e vínculos inconscientes. Essas energias são percebidas na forma de sentimentos profundos e reações viscerais. O Centro da Água está localizado na região pélvica e rege esses profundos sentimentos que podem se manifestar tanto na forma de vínculos emocionais, por um lado, como na capacidade de soltar-se e fluir, por outro. Um desequilíbrio poderá expressar-se na forma de um excesso de sensibilidade. Padrões inconscientes poderão tornar-se insuportáveis e as reações talvez pareçam irracionais. A retenção da Água pode estar relacionada com problemas sexuais, pois o elemento Água rege a procriação e o desejo sexual. O desequilíbrio poderá manifestar-se fisicamente por meio de tensão pélvica, excesso de carne na região pélvica e por uma tendência geral para a retenção de água nas regiões da tríade. O elemento Água é a fase da energia que busca o nível mais baixo e liga nossas energias à Terra.

Um bloqueio desse fluxo fundamental — e que em geral ocorre na região pélvica — poderá ter como resultado um atributo aparentemente Aéreo, como o distanciamento ou a dispersão. O mais importante talvez seja a retenção de emoções na esfera do elemento Água e a subseqüente falta de ligação com a Terra.

O elemento Água é a energia da procriação, da renovação e da cura, podendo também dar origem a impulsos intuitivos e criativos. Ele rege o sistema reprodutivo, o sistema linfático e as glândulas de secreção, além de controlar os fluidos sexuais, o esperma e o óvulo. Os sólidos do corpo que se acham dentro de sua esfera de influência são a carne e a gordura. O elemento Água rege ainda a função de ligação e de coesão do corpo e, nesse sentido, é o elemento que mantém a integridade da forma física. Suas tríades de relacionamentos relacionam-se com o peito, os seios, a bacia, os órgãos reprodutivos e os pés.

⊕	φ	θ
1. seios (peito)	órgãos reprodutores (bacia)	pés
2. pescoço	diafragma	assoalho perineal
3. ombros	nádegas	área do tendão de Aquiles

Como o elemento Água rege o movimento de energia rumo à Terra, é lógico que ele também rege os pés. Os pés ligam-nos à terra e esse relacionamento pode se manifestar através deles. Os pés são a última fase do corpo em que ocorre manifestação de energia em sua fase expansiva e centrífuga. Nessa área a energia tende a tornar-se "terrena" e lenta, e os pés são uma expressão dessa fase cristalizada. A história do corpo todo fica cristalizada nos pés, e isso os transforma num importante instrumento de diagnóstico. Os diagramas referidos a seguir dizem respeito aos relacionamentos do elemento Água no corpo. Eles cobrem o trabalho básico com as tríades, o trabalho perineal, o trabalho com a Estrela de Cinco Pontas e muitos outros relacionamentos. Um importante relacionamento de energia da Água, considerado aqui, é o do períneo (o fundo da bacia) e seus vários relacionamentos reflexos.

Volume	Diagrama/página	Conteúdo
Do Pólo Positivo para o Pólo Neutro		
Vol. I	Diags. 6, 7, pp. 76-80	"Balanceamento por Curva de Nível", da bacia aos relacionamentos do pólo positivo, situados acima dela
Apêndice Vol. I	p. 15	Extensões do pólo norte para abrir o pólo positivo do pescoço (o pescoço é o pólo positivo do períneo)
Vol. II	Diag. 19, p. 26	Liberação da bacia com extensão no pólo positivo do pescoço
Vol. II	Diag. 27, p. 34	Relacionamentos pélvicos com o pólo neutro do diafragma e com o pólo positivo da mandíbula
Vol. II	Diag. 28, p. 35	Relacionamento da bacia com o pólo positivo, situado acima.
Vol. II	Diag. 29, p. 36	Equilíbrio sutil dos elementos Água e Ar através dos pólos do diafragma
Pólo Neutro		
Vol. II	Diag. 25, p. 32	Liberação dos ligamentos da bacia e da região da virilha
Vol. II	Diag. 26, p. 33	Liberações pélvicas
Vol. II	Diag. 34, p. 41	Liberações da bacia e dos quadris
Vol. II	Diag. 35, p. 42	Liberação pélvica
Vol. III	Diag. 20, p. 87	Liberação pélvica
Do Pólo Neutro ao Pólo Negativo		
Vol. V	Diag. 14, pp. 83-7	Equilíbrio pélvico (veja também os reflexos do pé, no Apêndice III).
Trabalho Perineal — Pólos Positivo-Neutro-Negativo		
Vol. I	Diag. 8, pp. 81-9	Liberações perineais
Apêndice Vol. I	pp. 12-14	Liberações perineais
Vol. II	Diags. 30, 31, pp. 37-8	Reflexos perineais
SEE	Diag. 8	Liberações do períneo e da espinha (veja também Apêndice sobre o sistema nervoso).
Trabalho Geral		
Apêndice Vol. II	Diag. 62, p. 83	Reflexos motores posteriores do Elemento Água
SEE	Diag. 7	Reflexo e drenagem da próstata
SEE	Diag. 9	Drenagem linfática

X. Terra

O elemento Terra é a última etapa de redução da energia sutil que surgiu a partir do Éter. Seu centro/chakra é o último dos cinco centros que regem a forma física. Ele está localizado na região anal e seu foco espinal situa-se na junção do sacro com o cóccix. O elemento Terra representa o tipo mais grosseiro de manifestação do sistema energético interior. Como a Terra representa a fase mais grosseira e menos consciente da energia, é nessa esfera que a inércia e a resistência atingem o seu pico. Se o indivíduo ficar preso nessa esfera, o resultado poderá ser preguiça e perda de percepção. Poderá surgir o sentimento do medo se o indivíduo ficar preso à sua manifestação como forma física.

A Terra rege a cristalização da energia na forma e gera sustentação para o mundo. Ela representa a conclusão de um processo ou ciclo e define os limites da manifestação física. Como ela é o estágio final de um processo "involutivo" de energia — deslocando-se da fonte para a forma —, ela é de fundamental importância para o retorno do fluxo de energia para a fonte, em sua fase "evolutiva". O velho adágio — "o último torna-se o primeiro" — aplica-se a essa fase potencial de retorno. Ao criar apoio e sustentação para o mundo, ela fornece a base para a coragem e um trampolim para a libertação dos vínculos e das necessidades do ego. Uma pessoa cujas energias regidas pelo elemento Terra sejam equilibradas e abertas seria vista como alguém que é estável e "tem os pés no chão". Se o seu fluxo for bloqueado e seus padrões de contração e associação com a forma física forem fortes, poderá haver medo e instabilidade. Isso, então, poderá manifestar-se na forma de uma preocupação injustificada com o bem-estar no corpo e de uma incapacidade para lidar com problemas práticos.

O elemento Terra rege a forma e a condição do cólon e do reto e, juntamente com o elemento Ar, controla a eliminação dos resíduos sólidos do corpo. Um desequilíbrio poderá perturbar a função de eliminação e manifestar-se numa retenção, como na prisão de ventre, ou numa incapacidade para controlar o processo digestivo, como na diarréia. A prisão de ventre crônica pode ser conseqüência de um receoso apego às necessidades físicas e emocionais, ao passo que a diarréia crônica pode dever-se a uma ansiosa e temerosa incapacidade para relacionar-se com os aspectos práticos do mundo. Um corpo do tipo "terra" poderá ser excessivamente acolchoado, musculoso, ter uma forma semelhante à de um bloco, com o pescoço grosso e um aspecto geral "denso".

A tríade de relacionamentos da Terra é o pescoço, no pólo positivo; o cólon, no pólo neutro; e os joelhos, no pólo negativo. Desse modo, uma reação de temor — que é regida pelo elemento Terra — poderá ter como resultado um pescoço retesado e dolorido, diarréia e a perda da ligação com a Terra, vista nos joelhos fracos e trêmulos.

$$\oplus \qquad \phi \qquad \theta$$
pescoço   cólon   joelhos

As técnicas relativas ao elemento Terra são abordadas nos diagramas que seguem. A Terra também rege o trabalho estrutural, que é detalhado mais adiante.

Volume	Diagrama/página	Conteúdo
Pólos Neutro e Negativo		
Apêndice Vol. II	Diags. 60, 61, pp. 81, 82	Do cólon até os reflexos negativos das panturrilhas
Pólos Positivo, Neutro e Negativo		
Vol. V	Diag. 13, pp. 81-2	Promoção do equilíbrio através dos três pólos da tríade da Terra

XI. Sistema Nervoso

O sistema nervoso é uma esfera de energia que anima e controla a forma física. Ele é a fase final de redução da energia sutil que chega ao complexo mente/corpo. Sua manifestação física é um harmônico reduzido das energias sutis do sistema de chakras. Assim, os vários plexos nervosos são controlados por centros de chakras dotados de energias similares, ainda que mais sutis. O diagrama 17, da Série de Energia Evolutiva, formada por 25 diagramas, contém informações básicas e fundamentais sobre as técnicas do sistema nervoso. O princípio rajásico (do Fogo) tem o seu harmônico no sistema nervoso simpático — o sistema que prepara e estimula o corpo para a ação, o princípio satívico (do Ar), tem o seu harmônico no sistema nervoso parassimpático — o sistema que acalma e relaxa o corpo; o princípio tamásico (da Água) tem o seu harmônico no sistema nervoso central ou cerebrospinal — o sistema que conduz o pensamento para a sua manifestação final, como ação ou discurso. Os diagramas arrolados a seguir dizem respeito a técnicas relacionadas com os sistemas nervosos simpático e parassimpático. A técnica para o sistema nervoso central será examinada na próxima sessão sob o título "terapia craniana e crânio/pélvica". Falando de modo geral, as Técnicas Parassimpáticas caem na categoria "técnicas perineais", e as Técnicas Simpáticas, em "técnicas coccígeas". O períneo é o pólo negativo do sistema parassimpático, e o cóccix, através do gânglio sacro/coccígeo, é o pólo negativo do sistema simpático.

Parassimpático e Simpático

Volume	Diagrama/página	Conteúdo
Vol. I	Diag. 8, pp. 81, 89	Tratamento perineal
Ap. Vol. I	pp. 10, 12-14	Informação perineal
Vol. II	Diags. 30, 31, pp. 37, 38	Pontos de contato perineal
Vol. IV	pp. 14, 16	Relacionamentos gerais de energia, pólos positivo e negativo do sistema nervoso
Vol. V	p. 73	Liberação Perineal e Espinal
SEE	Diag. 8	Contatos perineais e espinais
		Contatos do parassimpático e do simpático
SEE	Diag. 17	Teoria sobre o sistema nervoso
SEE	Diag. 19	Áreas de contato simpáticas
SEE	Diag. 20	Áreas de contato dos sistemas simpático e parassimpático

XII. Sistema Nervoso Central:
Técnicas Cranianas e Crânio-Pélvicas

A melhor forma de influenciar o sistema nervoso é trabalhar com o seu principal fluido, o fluido cerebrospinal. Esse fluido tem a função de amortecer choques e atua como um campo de armazenagem e transporte das energias etéreas sutis. Há informações de que ele de fato flui ao longo das fibras nervosas que deixam a coluna vertebral e, assim, transporta essas energias sutis por todo o corpo. Seu movimento cria um fluxo rítmico sutil — mas extremamente importante —, chamado alternativamente de impulso rítmico craniano, impulso crânio-sacral e impulso craniano respiratório. Prefiro a denominação "impulso rítmico craniano" porque é a que melhor descreve a natureza desse movimento. O impulso é sentido mais facilmente no crânio, na espinha e na bacia, mas pode ser apalpado em qualquer parte do corpo. Um sistema nervoso central sadio manifesta-se através de seu movimento desimpedido e equilibrado. Existem muitas formas de preensões cranianas e técnicas usadas na Terapia da Polaridade que, infelizmente, não estão ilustradas nos livros. Preensões que trabalham com o pólo positivo (o crânio) e com o pólo negativo (a bacia) são abordadas nos diagramas, e algumas acham-se ilustradas.

A Terapia craniana e crânio-pélvica é um poderoso equilibrador satívico. A compreensão e a apropriada aplicação desta técnica pode afetar profundamente todos os aspectos do sistema nervoso e, portanto, todos os aspectos do complexo mente/corpo. Sua técnica satívica também entra em ressonância com todos os outros atributos satívicos da energia e, assim, influencia a energia do âmago em sua forma mais sutil. É apresentada uma lista dos relacionamentos crânio-pélvicos do corpo, seguida por referências apropriadas acerca dos diagramas. O terapeuta da Polaridade atua sobre o fluxo sutil do fluido cerebrospinal e sobre as energias subjacentes a esse fluxo.

Relacionamentos Crânio-Pélvicos

⊕ Pólo	⊖ Pólo
Occipício	Sacro
Esfenóide	Cóccix
Parietais	Ilíaco, crista do ilíaco
Temporais	Ísquio, acetábulo (cavidade do quadril)
Mandíbula	Sínfise pubiana
Frontais	Bacia (abaixo do abdômen)
Maxilar superior	Ligamento inguinal

Volume	Diagrama/página	Conteúdo
Vol. II	Diag. 13, p. 20	Relacionamentos Geométricos
Vol. III	Diag. 43, pp. 50, 51	Modelagem do crânio
Vol. II	Diag. 44, pp. 52, 53	Áreas sensoriais especiais
Vol. III	Diag. 12, pp. 67, 68	Relacionamentos Esfenóide-coccígeos
Vol. III	Diag. 13, pp. 69, 73	Relacionamentos crânio-pélvicos
Vol. III	Diags. 15, 16, pp. 76-9	Relacionamentos crânio-pélvicos
Vol. IV	Diag. pp. 11-13	Relacionamentos crânio-pélvicos

Vol. IV	pp. 49-52	Bomba do fluido cerebrospinal — com aplicação desde a espinha até o sacro
Vol. V	Diag. 8, pp. 51, 55	Correspondências ósseas crânio-pélvicas
Vol. V	Diags. 16, 17, 18, pp. 90-2	Relacionamentos crânio-pélvicos

XIII. Relacionamentos Estruturais e Espinais

O Dr. Stone trabalhou as três fases de desequilíbrio no corpo. O nível estrutural é a fase final do bloqueio e distorção neste padrão tríduo. A primeira fase (fase satívica) é a mais sutil e diz respeito aos chakras e aos Cinco Elementos, descendo posteriormente para o sistema nervoso (que tem o próprio relacionamento tríduo nos Sistemas Nervosos Simpático, Parassimpático e Central). O sistema nervoso, por sua vez, transfere esses desequilíbrios de energia para o corpo físico e isso é visto na forma de desequilíbrio estrutural. O Dr. Stone fala sobre isso no Volume I, *Energy*, p. 75: "Os impulsos de energia vão de cima para baixo. Os reflexos estruturais vão de baixo para cima. Os reflexos nervosos simpáticos e parassimpáticos também respondem de baixo para cima. Todos os impulsos sensoriais fluem para dentro."

Os impulsos de energia sutil descem desde o Centro da Testa e fluem para fora, a partir do âmago. O sistema nervoso e o sistema estrutural são regidos por esses impulsos e ficam desequilibrados em relação a eles por causa de uma ação reflexa de baixo para cima. Na fase sensorial ou de chegada da energia sutil ocorre um retorno de energia sutil da periferia para o centro, abastecendo o âmago de informações.

O Dr. Stone era osteopata e quiroprático. Ele conseguiu estabelecer relação entre os desequilíbrios sutis e os desequilíbrios físicos, de natureza mais grosseira, e desenvolveu um sistema baseado nesses inter-relacionamentos. Ele usou um prumo para propósitos de diagnóstico e promoveu a integração entre o trabalho estrutural e o trabalho com as energia sutis e o sistema nervoso. O trabalho estrutural foi realizado "de cima para baixo" e baseou-se no fato de que a estrutura de cima depende da sustentação e do equilíbrio da estrutura de baixo. O ponto focal do trabalho de restauração do equilíbrio são os ossos ilíacos e o sacro. O sacro é uma pirâmide invertida, em forma de cunha, que se apóia sobre os ossos ilíacos. O Dr. Stone chamou-o de "sacro misterioso" devido aos complexos padrões de energia e de variações estruturais nele existentes. Sacro significa "osso sagrado". Ele se relaciona energeticamente com os dois chakras inferiores e é o pólo negativo do sistema nervoso e da espinha. Essa é uma área de cristalização de energia. Nesse local a energia torna-se lenta e cristalizada, e esses bloqueios podem dar origem a muitos desequilíbrios físicos. O Dr. Stone desenvolveu técnicas que abrem e equilibram — tanto essas energias, como os seus relacionamentos estruturais. Depois que a bacia estiver equilibrada, as estruturas situadas acima dela (as regiões lombar, torácica e cervical) poderão ser trabalhadas mais facilmente, podendo surgir um equilíbrio mais duradouro. Os diagramas que seguem acham-se relacionados como técnicas aplicadas a áreas específicas do corpo, numa ordem geral que vai da parte de baixo para a parte de cima do corpo.

Volume	Diagrama/página	Conteúdo
Teoria e Diagnóstico		
Vol. II	Diag. 13, p. 20	Relacionamentos geométricos; linhas de força e correntes de energia
Vol. II	Diag. 18, p. 25	Medição da perna curta
Vol. III	Diags. 10, 11, pp. 62-6	Prumo e teoria estrutural
Vol. IV	pp. 7-9	Procedimento para uso do prumo
Vol. IV	Diag. 2, pp. 10-13	Relacionamentos estruturais de polaridade
Vol. IV	pp. 26-9	Teoria sobre a perna curta
Vol. V	Diag. 2, pp. 15-31	Teoria específica e geral
Vol. V	Diag. 10, pp. 58-9	Prumo

Reflexos Pélvicos
(veja também os reflexos do sistema nervoso simpático e parassimpático)

Apêndice Vol. II	Diags. 54, 55, 56 pp. 75-7	Liberação de reflexos (reflexos do tornozelo-quadris-sacroilíaco e occipício)
Vol. I	Diag. 6, p. 76 Diag. 7, pp. 78-80	Linhas de gravidade anterior e posterior para diagnóstico de desequilíbrios estruturais

Equilíbrio dos Quadris e do Sacro

Vol. II	Diag. 34, p. 41	Liberação e restauração do equilíbrio do ilíaco
Vol. III	Diag. 20, pp. 87-9 pp. 24, 25	Liberação da bacia e dos quadris
Apêndice Vol. II	Diag. 53, p. 74	Liberação dos músculos da coxa e da bacia

(Observação: os reflexos do sistema nervoso e da bacia estão associados com essas técnicas)

Vol. IV	pp. 3, 4 Diag. 1, pp. 5, 6	Teoria sacral
Vol. IV	Diags. 2, 3, pp. 10-19	Teoria geral e desequilíbrio estrutural relacionado com o sacro
Vol. II	Diag. 19, Fig. 2, p. 26	Correção da base sacral anterior
Vol. II	Diag. 21, p. 28	Liberação sacral por pressão
Apêndice Vol. II	p. 16	Ajustamento do sacro e dos quadris por pressão
Vol. III	Diag. 14, pp. 74-5	
Vol. IV	pp. 22-3	Técnicas para equilibrar o sacro
Vol. IV	Diag. 15, Fig. 1	
Vol. IV SEE	Diag. 4, pp. 20-1 Diag. 22	Técnicas para equilibrar o sacro (continuação)
Vol. V	pp. 69-70	Equilíbrio sacroilíaco

Técnicas Espinais Gerais

Vol. II	Diag. 22, p. 29	Liberação geral da musculatura ligada à espinha
Vol. II	Diags. 23, 24, pp. 30, 31	Relaxamento muscular por meio de correntes de energia de estimulação ou de inibição; liberação "S" ao longo das vértebras
Vol. III	Diag. 18, pp. 83-4	Polarização espinal
Vol. IV	pp. 24-5	
Apêndice Vol. I	p. 16	Ajustamento das vértebras e curvas espinais posteriores; relaxamento da musculatura da espinha
Vol. V	p. 73	

Técnicas Lombares

Vol. II	Diag. 34, p. 41	Extensão rotativa da região lombar
SEE	Diag. 23	Liberação lombar e ajustamento da curvatura

Técnica Torácica

Vol. II	Diag. 41, p. 48	Liberação e equilíbrio da parte superior do tórax
Vol. II	Diags. 47, 48, pp. 56-7	Liberação da parte superior dos ombros e da curvatura torácica
Vol. III	Diag. 50, p. 59	Liberação da parte superior do tórax

Técnica Cervical

Vol. II	Diags. 39, 40, 42 pp. 46, 47, 49	Liberações cervicais
Vol. V	pp. 69-70	Extensão do pólo norte

Harmônicos Espinais e Liberações Específicas

Vol. V	Diag. 2, pp. 15-31	Harmônicos da espinha e correção local das vértebras
Apêndice Vol. I	p. 10	
Vol. V	Diag. 15, pp. 88, 89	Equilíbrio harmônico espinal em posição sentada
Vol. V	Diag. 19, pp. 93-5	Reflexos das vértebras espinais nos pés (usados juntamente com os harmônicos espinais)

Observação: Harmônicos espinais também estão relacionados com o equilíbrio geral do sistema nervoso e do sistema nervoso simpático.

XIV. Nutrição e Dietas Purificadoras

O Dr. Stone usou os princípios e procedimentos da dieta naturopática para promover a purificação interna e a construção da saúde. Devido a desequilíbrios nas funções do corpo, a uma dieta inadequada e a poluentes, os órgãos de desintoxicação e eliminação ficam sobrecarregados e resíduos tóxicos acumulam-se nos tecidos do corpo. O Dr. Stone desenvolveu uma dieta purificadora que consiste numa "limpeza do fígado" — feita pela manhã — para auxiliar a desintoxicação, e em vegetais e frutas, em sua maior parte crus, para estimular o processo de eliminação. Um chá purificador também é ingerido durante o dia. Após um determinado período de dieta de desintoxicação, outros alimentos são acrescentados gradualmente para que seus efeitos individuais sejam purificados, e assim seja desenvolvida uma dieta de construção da saúde.

O Dr. Stone também via os alimentos em relação ao seu conteúdo de energia. Os tipos de alimentos foram classificados de acordo com os Cinco Elementos (na verdade, os quatro elementos ativos representados pelo Ar, Fogo, Água e Terra) e foram prescritos aos pacientes de acordo com suas necessidades e desequilíbrios energéticos. Os seguintes folhetos e trechos das obras do Dr. Stone contêm muitas informações sobre purificação interna, nutrição e princípios naturopáticos.

Volume	Diagrama/página	Conteúdo
Vol. I	pp. 4, 11	Relacionamentos de energia
Apêndice Vol. I	pp. 26-8	Informação nutricional
Vol. III	pp. 105-12	Relacionamentos de energia e dieta da polaridade
SEE	Diags. 24, 25	Relacionamentos de energia
Construção da Saúde		Muitas informações sobre dieta e princípios naturopáticos
Uma Dieta Purificadora		A dieta purificadora (agora incluída em "Health Building")

XV. Exercícios de Polaridade

O Dr. Stone enfatizou os procedimentos de auto-ajuda. Ele queria que os pacientes começassem a assumir a responsabilidade pela própria saúde e, por isso, desenvolveu exercícios específicos que ajudam a manter aberto e equilibrado o fluxo de energia vital. Esses exercícios podem ser aplicados como uma série geral ou como um conjunto específico em relação aos desequilíbrios específicos do paciente. Os exercícios diferentes também se relacionam com os Cinco Elementos e cada exercício estimula diferentes tipos de energia. Assim, eles podem ser dados em seqüências específicas para atuar sobre os desequilíbrios do Ar, do Fogo, da Água ou da Terra, bem como de maneira mais geral, para trazer o sistema para um equilíbrio etéreo. O quadro apresentado a seguir relaciona as referências relativas a esses exercícios.

Quadro sinóptico: relacionamentos dos alimentos*

	AR	FOGO	ÁGUA	TERRA
Relacionamentos nutricionais	Estimula a oxigenação, nutre e oxida os elementos da corrente sanguínea e do sistema nervoso; alimentos purificadores ajudam a limpar o sistema; como o ar estimula o movimento, ele é necessário em quantidade correta para ajudar a intensificar o Fogo.	Elevado teor de proteínas, estimula o apetite e a função digestiva, melhora a circulação e todas as funções motoras; é o impulso que está por trás das atividades purificadoras. Aumenta a energia vital; tonifica o fígado, a vesícula e o duodeno.	Laxantes, purgativos, ricos em minerais, constroem novos tecidos, controlam secreções das mucosas e da pele, limpam o fígado, água da matriz geral que dá sustentação às estruturas do corpo.	Elevado teor de minerais, alimentos do tipo terra são facilmente assimilados, mas demoram para ser eliminados. Saciam a fome, retiram toxinas quando aplicados externamente. Ligação energética com a terra.
Gosto (estimula esse elemento)	Azedo	Amargo	Salgado	Doce
Cresce	Bem acima do solo, nas árvores.	No nível entre a cintura e o peito.	Acima do solo, sobre ou perto dele.	Subterrâneos, alguns perto da superfície do solo.
Tipos de alimentos	Frutas, castanhas, alimentos ácidos, alimentos fermentados.	Cereais, legumes, grãos de leguminosas (feijões, lentilhas), sementes.	Verduras de folha, abóboras, melões, leite, laticínios.	Raízes, tubérculos, bulbos comestíveis, mel, queijos duros.
Alimentos específicos	*Todas as frutas e castanhas ácidas:* abacaxi frutas cítricas tomates ruibarbo morangos. *Fermentados:* laticínios preparados a partir de culturas de leveduras.	*Todos os cereais, grãos de leguminosas e sementes. Amargos:* chicória escarola dente-de-leão agrião. *Ricos em proteína* Todos os feijões, grãos de leguminosas, ervilhas, lentilhas, aveia, trigo, arroz, painço. *Estimulantes:* gengibre, alho, cebola, alho-porro.	*Todas as verduras de folha, melões. Formadores de muco:* leite e derivados. Elevado teor de sódio (sal) aipo, pepino.	*Todas as raízes e tubérculos doces:* açúcar, mel, etc. *Amidos:* batatas, raízes. *Formadores de muco:* queijo.
Temperamento	Altamente nervoso, muito sensível, pessoa do tipo "elétrico".	Dinâmica, ativa, grande energia física e mental.	Pessoas de natureza altamente emotiva, facilidade para chorar, tendência para a melancolia.	Constituição vigorosa, trabalho físico fatigante, conduz a uma vida simples.

* Boa parte das informações foram compiladas pelo Dr. James Said DC.

Volume	Diagrama/página	Conteúdo
Vol. II	Diag. 52, p. 61	Estimulação geral da água, "bomba de energia", elimina a congestão de cabeça, que é o seu pólo negativo
Apêndice Vol. II	Diags. 63, 64, p. 84	Técnicas de agachamento
Vol. IV	pp. 45-6, 47-8	Liberação do diafragma, liberação do plexo braquial e do pescoço
Vol. V	Diag. 9, pp. 56-7	Equilíbrio da postura vital, equilíbrio etéreo
SEE	Diags. 13, 14, 15	Exercícios respiratórios Ha!
Posturas Fáceis de Estiramento (folheto)		Variações de postura acocorada, teoria geral
Rastreamento	pp. 10-14	Agachamento piramidal, exercícios de alpinismo, teoria geral de Energia

Limpeza do Fígado e Dieta Purificadora

Infusão Limpa-Fígado

(Esta bebida é preparada, em primeiro lugar, para que esteja pronta para ser ingerida imediatamente após a Mistura Limpa-Fígado, cuja preparação é descrita abaixo.)

Uma colher de sopa de raiz de alcaçuz, uma colher de sopa de semente de anis, uma colher de sopa de folhas de hortelã, uma colher de sopa de feno-grego, uma colher de sopa de sementes de erva-doce, quatro fatias de gengibre com cerca de três milímetros de espessura, uma colher de sopa de sementes de linho (ou linhaça).

Ferva o gengibre durante três minutos em 750 ml de água. Despeje o líquido sobre os outros ingredientes e deixe cozinhar em fogo brando durante 10 a 15 minutos, enquanto prepara a mistura Limpa-Fígado.

Mistura Limpa-Fígado

Bata num liquidificador, se tiver um:

O suco de uma toranja ou de várias laranjas
4-6 colheres de sopa de suco de lima ou limão (o dobro da quantidade de azeite de oliva)
1-3 colheres de sopa de azeite de oliva
1-3 dentes de alho
opcional: gengibre ralado e uma pitada de pimenta-de-caiena.

Beba isso e, em seguida, beba um copo da Infusão Limpa-Fígado, sem mel, enquanto ainda estiver quente. Ao longo do dia beba a maior quantidade possível da infusão, podendo adicionar mel, se desejar.

Após uma ou duas horas, tome um pouco de suco fresco de frutas cítricas ou de alguma outra fruta (maçã, pêra, damasco, uva, etc.)

No almoço, coma bastante verdura de folha e outros vegetais, como alface, cenoura, nabo, abóbora, espinafre, cebola, alho-porro, aipo, repolho, brócoli, couve-flor, vagem, rabanete, pepino, beterraba, e também brotos (alfafa, feno-grego, feijão *mung*, soja e lentilha). Pode-se também comer frutas como maçã, pêra, uva, pêssego, ameixa, figo, uva-passa, morango, amora, framboesa, etc.

Esses alimentos devem ser comidos sempre que possível crus, podendo também ser cozidos no vapor, assados ou preparados na forma de sopas, *mas nunca fritos*. Pode-se comer também uma quantidade moderada de castanhas cruas, preferivelmente amêndoas.

NÃO COMA carne, peixe, frango, ovos, amido (batata, arroz, pão, cereais), açúcar (mel e xarope de bordo são permitidos), leite e laticínios, café, chá, álcool e medicamentos — nem mesmo aspirina. Não use utensílios de alumínio.

Leituras recomendadas de obras do Dr. Randolph Stone sobre alimentação: *A Purifying Diet*; *Health Building* (especialmente páginas 23-42 e 53-75), e suplemento *Health Building*.

Dieta Básica para a Construção da Saúde

Manhã

Primeiro: Uma mistura limpa-fígado modificada feita de 1-3 colheres de sopa de óleo prensado a frio (óleo de oliva ou de amêndoas) e o triplo do volume de suco fresco de limão. Depois disso, beba duas xícaras de água quente misturada com o suco de meio a um limão ou lima por xícara.

Pelo menos uma hora depois: se for necessário um café da manhã mais substancial: passas, tâmaras ou figos deixados de molho de um dia para outro. Acrescente-os a um mingau feito de três quartos de painço e um quarto de sementes de feno-grego. Se desejar, acrescente 1-2 dúzias de amêndoas descascadas.

Bebidas

Durante a manhã e o restante do dia, tome água quente com suco de lima ou limão, adoçado com mel. Pode ser ingerida também uma infusão purificadora simples preparada com raiz de gengibre e semente de feno-grego, aromatizada com limão e adoçada com mel. A infusão purificadora regular (veja a dieta purificadora) também pode ser usada. É permitida a ingestão de sucos de frutas e vegetais frescos. Elimine álcool, café e chá preto.

Almoço

Brotos de leguminosas com vegetais assados ou cozidos (na água ou no vapor), ou uma farta salada mista crua de brotos. Saladas de frutas também poderão ser usadas como prato principal. Não frite nenhum alimento.

Jantar

Frutas frescas e leite morno, ou um mingau mais substancial feito de trigo, aveia, milho ou painço, podendo-se acrescentar a ele frutas frescas (exceto cítricas) ou secas. Poderá também ser feito um mingau com ervas e temperos leves, sem ingredientes doces.

MÃOS DE LUZ

Barbara Ann Brennan

Este livro é de leitura obrigatória para todos os que pretendem dedicar-se à cura ou que trabalham na área da saúde. É uma inspiração para todos os que desejam compreender a verdadeira essência da natureza humana.
ELISABETH KUBLER-ROSS

Com a clareza de estilo de uma doutora em medicina e a compaixão de uma pessoa que se dedica à cura, com quinze anos de prática profissional observando 5000 clientes e estudantes, Barbara Ann Brennan apresenta este estudo profundo sobre o campo energético do homem.

Este livro se dirige aos que estão procurando a autocompreensão dos seus processos físicos e emocionais, que extrapolam a estrutura da medicina clássica. Concentra-se na arte de curar por meios físicos e metafísicos.

Segundo a autora, nosso corpo físico existe dentro de um "corpo" mais amplo, um campo de energia humana ou aura, através do qual criamos nossa experiência da realidade, inclusive a saúde e a doença. É através desse campo que temos o poder de curar a nós mesmos.

Esse corpo energético — pelo qual a ciência só ultimamente vem se interessando, mas que há muito é do conhecimento de curadores e místicos — é o ponto inicial de qualquer doença. Nele ocorrem as nossas mais fortes e profundas interações, nas quais podemos localizar o início e o fim de nossos distúrbios psicológicos e emocionais.

O trabalho de Barbara Ann Brennan é único porque liga a psicodinâmica ao campo da energia humana e descreve as variações do campo de energia na medida em que ele se relaciona com as funções da personalidade.

Este livro, recomendado a todos aqueles que se emocionam com o fenômeno da vida nos níveis físicos e metafísicos, oferece um material riquíssimo que pode ser explorado com vistas ao desenvolvimento da personalidade como um todo.

Mãos de Luz é uma inspiração para todos os que desejam compreender a verdadeira essência da natureza humana. Lendo-o, você estará ingressando num domínio fascinante, repleto de maravilhas.

EDITORA PENSAMENTO

LUZ EMERGENTE

A Jornada da Cura Pessoal

Barbara Ann Brennan

O primeiro livro de Barbara Ann Brennan — *Mãos de Luz*, publicado pela Editora Pensamento — consagrou-a como uma das mais talentosas mestras da atualidade no seu campo específico de atuação. Agora, neste seu novo livro há muito esperado, ela continua sua pesquisa inovadora sobre o campo energético humano e sobre a relação de nossas energias vitais com a saúde, com a doença e com a cura.

Com base em muitas das novas descobertas que ela fez na sua prática diária, a autora mostra de que modo tanto os pacientes como os agentes de cura podem ser energizados para entender melhor e trabalhar com o nosso poder de cura mais essencial: a luz que se irradia do próprio centro da condição humana.

Nas suas várias partes, este livro explica como e por que a imposição das mãos funciona; descreve o que um curador pode ou não fazer para beneficiar as pessoas, ensina a forma básica de uma sessão de cura e como uma equipe constituída por um curador e um médico pode funcionar com resultados excelentes; apresenta depois o conceito do sistema interno de equilíbrio e mostra como podemos desenvolver doenças quando não seguimos a orientação desse sistema; transcreve a seguir uma série de interessantes entrevistas com pacientes que ajudam a explicar o processo de cura de um modo muito simples; explica o modo como os relacionamentos podem afetar a saúde, tanto positiva como negativamente, e propõe, para finalizar, maneiras práticas de criar relacionamentos saudáveis, além de mostrar a conexão entre saúde, doença e cura com o processo criativo.

O livro traz, ainda, uma série detalhada de casos clínicos esclarecedores, propõe exercícios, além de incluir ilustrações em preto e branco ou em cores para a melhor compreensão do texto.

Apresentando os aspectos práticos e teóricos desse novo campo de pesquisa, Barbara Ann Brennan coloca-se na liderança da prática da cura na nossa época.

EDITORA CULTRIX

OS CHAKRAS
e os
Campos de Energia Humanos

SHAFICA KARAGULLA, M. D.
DORA VAN GELDER KUNZ

Este livro fascinante assinala uma grande conquista na área da medicina e baseia-se na pesquisa de uma médica que, obedecendo à metodologia científica, trabalhou com uma clarividente para a obtenção de seus diagnósticos. Cada uma de suas conclusões tem como fundamento uma prova experimental tirada do perfil de pacientes nos quais o processo da doença se manifestou por meio de anomalias no campo energético humano e em seus correspondentes centros de força, os chakras.

Antes de começar a colaborar com a dra. Shafica Karagulla, a clarividente Dora van Gelder já havia examinado pacientes a pedido de seus médicos. Ela vê o corpo humano expressando-se através de um tríplice mecanismo: um campo etérico, ou de energia vital; um campo astral, ou de energia emocional; e um campo mental. Ela recebe uma constante interação entre esses campos de energia e os campos de energia do universo.

A chave para a compreensão da saúde e da doença repousa na natureza dinâmica da interação entre ambas, uma vez que a vida sempre se caracteriza por crescimento e transformação. Essa transformação pode nos levar ao negativismo, afetando nossa saúde e provocando doenças; mas podemos alterar esse padrão, substituindo-o pela auto-integração, pela saúde e pelo auto-aperfeiçoamento.

* * *

Dora van Gelder Kunz nasceu com excepcionais faculdades de clarividência que foram treinadas durante sua colaboração com outro clarividente célebre, C. W. Leadbeater, autor de *Os Chakras*. Essa sua capacidade de perceber o mundo oculto resultou em dois livros — *O Natal dos Anjos* e *O Mundo Real das Fadas*, este último publicado pela Editora Pensamento. A co-autora, Shafica Karagulla, médica e neuropsiquiatra, colaborou com Dora Kunz em várias de suas pesquisas.

EDITORA PENSAMENTO